CORES PARA A SUA SAÚDE

GÉRARD EDDE

CORES PARA A SUA SAÚDE

Método Prático de Cromoterapia
(utilização das propriedades terapêuticas das cores)

Tradução
FREDERICO OZANAM PESSOA DE BARROS

EDITORA PENSAMENTO
São Paulo

Título do original:
Les couleurs pour votre santé
Copyright © Éditions Dangles, St-Jean-de-Braye (France) – 1982

Edição	O primeiro número à esquerda indica a edição, ou reedição, desta obra. A primeira dezena à direita indica o ano em que esta edição, ou reedição foi publicada.	Ano
6-7-8-9-10-11-12-13		03-04-05-06-07-08-09

Direitos de tradução para o Brasil
adquiridos com exclusividade pela
EDITORA PENSAMENTO-CULTRIX LTDA.
Rua Dr. Mário Vicente, 368 – 04270-000 – São Paulo, SP
Fone: 272-1399 – Fax: 272-4770
E-mail: pensamento@cultrix.com.br
http://www.pensamento-cultrix.com.br
que se reserva a propriedade literária desta tradução.

Impresso em nossas oficinais gráficas.

*"Neste mundo de ilusão, nada é tangível.
O universo é como um arco-íris de cores.
Elas parecem existir, mas quando você se
aproxima do arco-íris, elas desaparecem...
O universo parece um arco-íris, e é UM."*

> Bhagwan Shree Rajneesh
> (*O Livro dos Segredos*, vol. III)

SUMÁRIO

Introdução: Da Energia à Matéria   11
  1. A medicina holística: a medicina do ser total   11
  2. A cromoterapia: a saúde pelas cores   12
  3. Perguntas sobre a cromoterapia   13

Capítulo I: Estudo Geral das Cores   15
  1. A luz e as cores   15
  2. O espectro eletromagnético   18
  3. Como as cores curam?   21
  4. Os trabalhos de John Ott   22
  5. A história antiga da cromoterapia   24
    a) O Egito   24
    b) A China   24
    c) A Grécia e o Império Romano   25
    d) A Índia   26
    e) O universo e os planetas segundo a tradição da Índia   28
  6. Os alquimistas e as cores   34
  7. Correspondências entre os sons e as cores   35

Capítulo II: O Efeito Curativo das Cores   37
  1. As propriedades das cores   37
  2. Propriedades curativas do vermelho   39
  3. Propriedades curativas do laranja   39
  4. Propriedades curativas do amarelo   40
  5. Propriedades curativas do verde   40
  6. Propriedades curativas do azul   41
  7. Propriedades curativas do índigo   42
  8. Propriedades curativas do violeta   43

9. Propriedades curativas das cores compostas — 44
   a) Azul-turquesa — 44
   b) Limão — 44
   c) Púrpura e escarlate — 45
10. Cores e medicina ayur-védica — 45
    a) O vermelho — 45
    b) O verde — 46
    c) O azul — 46
    d) O índigo — 46
    e) O violeta — 46
    f) O laranja — 46
    g) O amarelo — 47

Capítulo III: O Uso Terapêutico das Cores — 49
1. Cromoterapia prática — 49
2. O uso de roupas de cor — 50
3. A alimentação, os cinco órgãos e as cinco cores — 52
4. A helioterapia ou a saúde pelos raios solares — 53
5. Pedras preciosas, cores e saúde — 56
6. O método dos frascos coloridos — 58
7. A lâmpada de cromoterapia — 59
8. A visualização das cores — 61

Capítulo IV: O Balanço da Saúde Pelas Cores — 67
1. As cores refletem nossas variações de energia — 67
2. O balanço da saúde pela observação das cores do corpo humano — 67
   a) A tez verde — 68
   b) A tez vermelha — 68
   c) A tez amarela — 69
   d) A tez branca — 69
   e) A tez negra — 69
   f) Cores dos olhos — 69
   g) Exame da língua — 70
   h) O índice das crianças — 70

3. Interpretar as cores do corpo energético (aura)   71
   a) Como tentar ver as auras?   71
   b) As interpretações das auras   72
4. O método de Eeman   75
   a) Como fazer   75
   b) Interpretação   75
5. As cores e a medicina esotérica   76
6. O método de Thimothy Ronalds   78
7. O diagnóstico pela radiônica   78

Capítulo V: Índice Terapêutico   81
1. O tratamento pelas cores   81
   a) Por via externa   81
   b) Por via interna   83
2. Índice terapêutico   83
   (93 afecções classificadas alfabeticamente)   83

ANEXO I: Os Chakras   93

ANEXO II: A Medicina Ayur-védica   99
1. As bases do ayur-veda   99
2. Constituição Ar (vayu)   100
3. Constituição Flegma (kapha)   100
4. Constituição Bílis (pitta)   100

ANEXO III: Um Cromoterapeuta em Atividade   103

ANEXO IV: Os Efeitos da Luz Natural e Artificial, de acordo com John Ott   107

ANEXO V: Estudo Científico dos Chakras, de acordo com o doutor Motoyama   113

Bibliografia   121

INTRODUÇÃO

Da energia à matéria

1. A medicina holística: a medicina do ser total

> *"O homem deve harmonizar o espírito e o corpo"*
> (Hipócrates)

É incontestável que o homem, por sua própria iniciativa, volte-se agora para a medicina natural, desiludido não tanto pelos resultados como pelo método, muitas vezes brutal e anônimo, das medicinas oficiais. A medicina natural — e em particular o método de saúde pelas cores — mergulha suas raízes na noite dos tempos e das civilizações: medicina indiana ayur-védica, medicina tradicional chinesa, medicina hipocrática, medicina druídica, egípcia, iraniana, xamânica, etc. Um fator comum se levanta no meio desses métodos de saúde: a concepção de que o espírito e o corpo, a energia e a matéria estão em conexão íntima e influem mutuamente um sobre o outro. Assim, toda terapêutica deve agir de modo a harmonizar o mental e o corpo num verdadeiro trabalho psicossomático que Hipócrates descrevia da seguinte forma: *"preservar o doente do perigo e da injustiça"*.

Milhares de anos antes das descobertas de Einstein a respeito da relatividade, o homem já "sabia" a interação da energia da matéria.

Todas as tradições antigas e as medicinas naturais mais recentes (homeopatia, radiônica...) reconhecem uma força ativa de ligação entre o pensamento e o corpo: **a energia vital**.

Essa energia é citada pelos antigos terapeutas sob diferentes apelações:
- o prâna, dos hindus;
- o chi, dos chineses;
- o ga-llama, dos tibetanos;
- o "fogo central", de Pitágoras;
- a força ódica, dos druidas;
- o calor interno, de Hipócrates;
- o magnetismo animal, de Mesmer;
- a bioenergia, de Wilhelm Reich.

2. A cromoterapia: a saúde pelas cores

Toda a vida sobre a terra depende do sol e de sua luz. Todos os ciclos vitais, tais como o sono e a atividade, dependem do ciclo da luz. Toda a bioquímica do corpo depende da luz. O capítulo seguinte explicará a importância do espectro da luz sobre a nossa vida e a importância de sua utilização desde a mais alta antigüidade: helioterapia, cromoterapia, diagnóstico pelas cores...

Em 1665, o físico Newton descobriu que a luz branca se decompunha em sete cores fundamentais ao atravessar um prisma triangular. Essas sete cores correspondem a vibrações diferentes do espectro luminoso. Continuamos, contudo, a ignorar que as cores fazem parte integrante de nosso meio ambiente e que elas afetam o nosso comportamento. Na homeopatia já sabemos que as doses infinitesimais revelam-se às vezes mais eficazes que os extratos puros de certos medicamentos;[1] da mesma forma, as cores agem num nível sutil sobre o nosso ser. Mais recentemente, pesquisas científicas foram realizadas pelo Environmental Health and Light Institute, de Sarasota (Flórida) sobre os efeitos das cores espectrais sobre a vida humana e animal

---

1. Ver a obra do doutor Claude Binet: *L'Homéopathie pratique* (Editions Dangles).

(ver o capítulo seguinte). Quer acreditemos nisso ou não, seja qual for o nosso ceticismo, as cores têm uma influência fundamental sobre a nossa energia. Neste manual, tentei sintetizar os melhores métodos de saúde pelas cores: como se vestir, como integrar as cores ao nosso meio ambiente, à nossa alimentação e, sobretudo, como ajudar a cura com a ajuda da cromoterapia.

3. Perguntas sobre a cromoterapia

P. *A cromoterapia é mesmo eficaz?*

R. Que você entende por eficácia? A aspirina é eficaz contra a dor de cabeça? A aspirina cura de fato a enxaqueca e proporciona algo mais além de um alívio imediato? A medicina natural não cuida dos sintomas, mas procura, pelo contrário, fazer com que o doente tome consciência de sua situação a fim de que reaja, cuide de si e reconheça, por si mesmo, as causas que permitiram que a doença se instalasse. Nessas condições, portanto, é possível ser receptivo às causas que irão permitir a volta da doença. A cromoterapia faz parte dessas possibilidades e, embora desconhecida, suas aplicações terapêuticas são imensas.

P. *Qual o lugar da cromoterapia entre os métodos naturais?*

R. Esta é uma pergunta que faz intervir o espaço e o tempo. Na Antiguidade, é certo que a cromoterapia e a helioterapia (terapia pelos raios solares) representaram um papel importante, em particular nas medicinas tradicionais da Índia, da China e da Grécia. Atualmente, a situação é bem diferente; os países ocidentais, onde a cromoterapia parece verdadeiramente bem implantada, são os Estados Unidos e a Grã-Bretanha, assim como nos consultórios de alguns médicos indianos. Mas o objetivo deste manual é bem diferente: trata-se de expor os **métodos simples que podem ser praticados por todos, na própria casa, sem equipamentos caros.**

A cromoterapia tem um lugar de destaque no meio de outros métodos holísticos: homeopatia, musicoterapia, massagens energéticas, herboristeria, radiônica, etc.

P. *Pode-se mesmo utilizar as cores em casa sem um grande conhecimento de seus efeitos?*

R. Este livro foi ideado para isso. Não há necessidade de nenhum equipamento sofisticado; o capítulo III lhes mostrará como se tratar sem grandes despesas com as cores. Vocês também podem usar as cores no seu meio ambiente de todos os dias: roupas, pinturas, jóias, banhos de sol, garrafas coloridas, etc. Esses métodos, bem entendido, são menos rápidos que a técnica de cromoterapia pela lâmpada colorida.

P. *Existem riscos de irradiação com o uso dos feixes luminosos coloridos?*

R. Absolutamente. Contrariamente aos raios ultravioletas ou infravermelhos, os feixes coloridos não provocam nenhuma reação perigosa, seja qual for a duração da exposição. O máximo que pode acontecer seria um resultado decepcionante do tratamento pelo uso de cores inadequadas.

P. *Pode-se receber cuidados num consultório de cromoterapia?*

R. Infelizmente, pelo que sabemos, não existe na França consultórios que apliquem a cromoterapia como técnica principal de cuidados. No máximo, alguns estabelecimentos de relaxamento e de ioga usam cores com finalidade de repouso psicossensorial. A finalidade deste livro é proporcionar a todos a possibilidade de utilizar as cores a fim de multiplicar as chances de cura.

P. *A cromoterapia é um método de cura esotérico?*

R. Se para você o termo esotérico significa reservado a alguns "iniciados", a cromoterapia não é absolutamente esotérica, pois suas leis são conhecidas e todos podem tirar proveito de seus benefícios. Pelo contrário, é certo que numerosas organizações esotéricas e espiritualistas se dedicaram a esse método de cura, mostrando-se de acordo com seus princípios: os rosa-cruzes, os teosofistas, os druidas, etc. Isso não nos deve fazer esquecer que a cromoterapia pode se tornar um método muito popular.

CAPÍTULO I

Estudo geral das cores

1. A luz e as cores

Como dizia, muito justamente, o filósofo alemão Goethe: *"A luz e as cores se encontram entre elas numa relação muito precisa."*

Sem dúvida, o fenômeno da cor e da luz não pode ser percebido sem os olhos, o que nos leva a fazer perguntas até o absurdo, parecidas com as que eram feitas pelos adeptos do Zen:

— A cor vermelha está *na* papoula?

— Ou, como o pretende o físico, emana da reflexão da luz?

— O fisiologista dirá que a cor só é percebida graças às degradações bioquímicas de certas células do olho.

— O filósofo vedantista duvidará mesmo da existência da rosa: não é ela um produto de nosso mental?

— O artista pintor verá nela nuanças que o psicólogo qualificará de subjetivas!

Vamos tentar nos encontrar nesse dédalo de pontos de vista, partindo de concepções materialistas e científicas, sem por isso considerar estas como as mais importantes para a prática, como veremos a seguir.

Já dissemos acima, o físico Isaac Newton (1643-1727), decompondo um raio solar com a ajuda de um prisma transparente, provou que a luz solar compõe-se de uma mistura de radiações coloridas de comprimentos de ondas diferentes. Ele enumerou sete cores básicas que se seguem numa ordem invariável:

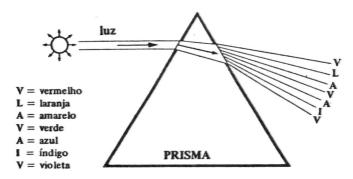

V = vermelho
L = laranja
A = amarelo
V = verde
A = azul
I = índigo
V = violeta

As radiações de ondas curtas (violeta, índigo, azul) são mais fortemente refratadas que as de ondas longas (laranja e vermelho). Os raios que refratam melhor estão em cima; os menos refratados, embaixo.

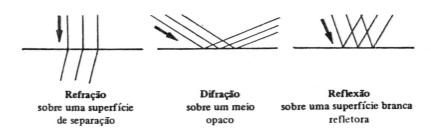

Refração
sobre uma superfície
de separação

Difração
sobre um meio
opaco

Reflexão
sobre uma superfície branca
refletora

A experiência inversa é possível: recriar a luz branca graças às cores. Se você já brincou com um pião colorido com os tons do arco-íris, sabe que, à grande velocidade, o pião adquire a cor branca.

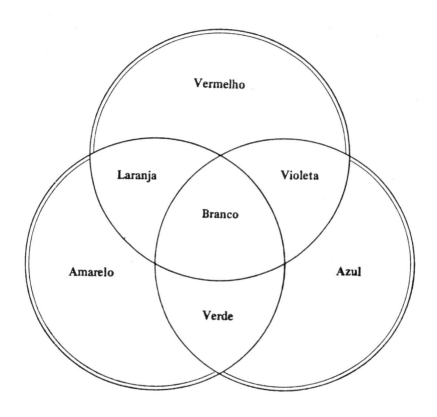

Na física moderna, as cores representam uma porção apenas do espectro das radiações eletromagnéticas, cujos comprimentos de ondas são medidos em angstrõms.

COMPOSIÇÃO DAS CORES

Primárias:
- Vermelho
- Verde
- Violeta

Secundárias:
- Amarelo = 1/2 vermelho + 1/2 verde
- Azul   = 1/2 verde   + 1/2 violeta
- Magenta = 1/2 violeta + 1/2 vermelho

Terciárias:
- Laranja   = 1,5 vermelho + 1/2 verde
- Limão   = 1,5 verde   + 1/2 vermelho
- Turquesa = 1,5 verde   + 1/2 violeta
- Índigo   = 1,5 violeta + 1/2 verde
- Púrpura   = 1 violeta   + 1/2 vermelho + 1/2 verde
- Escarlate = 1 vermelho   + 1/2 violeta + 1/2 verde

2. O espectro eletromagnético

Os quadros seguintes permitirão a você a compreensão da sucessão dos diferentes comprimentos de ondas do espectro eletromagnético. A escala das ondas começa com as menores freqüências conhecidas (as dos raios cósmicos) e termina pelos comprimentos de ondas emitidos pelas estações de rádio e as ondas elétricas produzidas pelos geradores. O espectro da luz visível representa apenas uma faixa estreita do espectro eletromagnético global.

A unidade de medida usada para descrever o comprimento de onda das cores visíveis é o angström; essa unidade de medida, muito utilizada em óptica, faz-nos ingressar no domínio do infinitamente pequeno, pois representa o décimo bilionésimo de um metro! (Veja ilustração ao lado.)

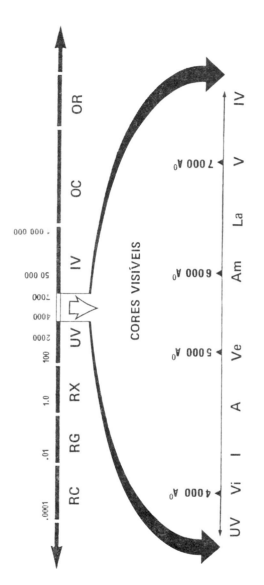

COMPRIMENTO DE ONDA (em angströms)

No alto : **o comprimento de onda em sua totalidade.**
RC : raios cósmicos. RG : raios gama. RX : raios X. UV : ultravioletas.
IV : infravermelhos. OC : ondas curtas. OR : ondas de rádio.

Embaixo: **o comprimento de onda do espectro visível.**
UV : ultravioletas. Vi : violeta. I : índigo. A : azul. Ve : verde.
Am : amarelo. La : laranja. V : vermelho. IV : infravermelhos.

A luz solar ocupa um amplo lugar no espectro visível, ocupando as cores azuis e verdes o centro. O ultravioleta constitui o limite do espectro da luz solar, que se detém a 3.000 angströms por causa do efeito filtrante da atmosfera terrestre.

A luz incandescente emanada de uma lâmpada elétrica comum não contém, praticamente, raios ultravioletas, mas desprende numerosos raios infravermelhos invisíveis a nossos olhos mas reveláveis pelo desprendimento de calor que os acompanha. Em compensação, as lâmpadas fluorescentes desprendem uma onda ultravioleta, pois o funcionamento dessas lâmpadas efetua-se graças a uma combinação de vapor de mercúrio e de um gás raro: o argon. Lembremo-nos de que, entre as lâmpadas artificiais, as incandescentes emitem ondas infravermelhas e luz visível, cujo ponto mais elevado se aproxima do azul, e que as lâmpadas fluorescentes emitem raios ultravioletas e muitos raios visíveis no amarelo alaranjado.

Como constatamos, o ultravioleta e o infravermelho envolvem o espectro da luz visível. Notemos, de passagem, que a ciência reconhece o grande poder sobre o corpo desses dois tipos de raios e que sistemas modernos de cuidados utilizam os raios X e as ondas de rádio.

Entre as cores, três são chamadas de fundamentais: o *azul*, o *amarelo* e o *vermelho*. A partir destas, é possível, mediante combinações, formar cores complementares: o *violeta*, o *verde* e o *laranja*. A última cor, o *índigo*, é chamada de intermediária.

Em compensação, de acordo com certas escalas de cores, o homem seria capaz de distinguir mais de setecentos matizes nas cores! As combinações mais simples são conhecidas de todos:

        Branco   + negro   = cinza.
        Vermelho + negro   = marrom.
        Branco   + vermelho = rosa.
        Branco   + violeta   = malva.
        Vermelho + violeta   = púrpura.
        Azul   + verde   = turquesa.
        Etc.

3. Como as cores curam?

A questão agora é esta: como as cores curam? Não pretendemos dar uma resposta absoluta nem definitiva. Eis as teorias contemporâneas mais dignas de fé:

Doutor Ghadioli: a cor vermelha favorece o metabolismo e estimula o fígado. Pelo contrário, a cor violeta acalma o metabolismo e estimula o baço. As demais cores colocam-se entre essas duas cores antagônicas. A ação dessas cores tem um reflexo sobre os tecidos e os nervos da pele.

Doutor Babbitt: as diferentes cores representam energias, transmissíveis ao nível do corpo sutil do homem (aura), de que o corpo pode precisar. Essa teoria retoma as concepções tradicionais da medicina indiana.

Doutor Mac Naughton: *"Nós não vemos as verdadeiras cores... mas sentimos os efeitos de suas vibrações sobre os nossos mecanismos biológicos."*

Só a teoria fotoelétrica de Einstein poderia permitir a construção de uma teoria científica da cromoterapia, mas os dados ainda não foram descobertos! Em compensação, experiências científicas diversas provam a ação das cores sobre os seres vivos:

Experiência do doutor Jules Régnault: um vidro vermelho colocado diante de um olho provoca um aumento ou diminuição do pulso, de acordo com o olho escolhido.

Experiência de Rife: a projeção de raios coloridos sobre microorganismos (bactérias e vírus) provoca uma mudança de cor desses organismos observáveis ao microscópio universal de Rife.

Experiência de Ott: em 1975, um importante instituto de pesquisa sobre o câncer, de Buffalo (E.U.A.), concede créditos importantes a Ott para estudar os efeitos das cores sobre a evolução dos tumores cancerosos.

Experiência do doutor Lucey: esse médico da Universidade de Vermont (E.U.A.) estabeleceu um método eficaz de projeção de luz colorida azul-violeta sobre crianças atingidas pela icterícia ao nascer.

Experiência do doutor Wurtman: os tecidos expostos às cores e à luz não absorvem a luz mas reagem mediante descargas de hormônios.

"A luz é um agente muito importante para ser negligenciado nos métodos de cura."

Mas as explicações mais coerentes sobre o poder curativo das cores nos são fornecidas pelos médicos tradicionais, em particular os do Oriente.

Essas antigas teorias acham-se confirmadas, em muitos pontos, pelas concepções da física moderna ao encontrar os paradoxos do espaço e do tempo. No *Tao da Física*[1] de Fritjof Capra, podemos ler: *"Na física atômica, muitas situações paradoxais estão ligadas à natureza da luz..."*

De acordo com o mesmo autor, a ação da luz situa-se num nível vibratório que ele qualifica de subatômico; nível no qual a partícula mais pequena parece não ser nada mais do que uma roda do Universo, um complemento que depende do Todo. Os antigos sábios da Índia já haviam compreendido isso: *"Aquele que reside em todas as coisas e que, no entanto, é diferente de tudo..."* (Brihad Aranyaka.)

4. Os trabalhos de John Ott

O pesquisador americano John Ott, diretor do Environmental Health and Light Institute de Sarasota (Flórida), definiu sua pesquisa como uma ecologia da luz à procura das modificações biofísicas desencadeadas pelas radiações luminosas naturais e artificiais. Seu Instituto é, sem dúvida, o único no gênero, e é beneficiado pela ajuda financeira de grandes companhias americanas. Ott foi um dos primeiros pesquisadores a estabelecer a relação entre os "problemas" da escolaridade da criança e as radiações prolongadas sofridas diante das telas de televisão. Ele constatou também a melhora da artrite por ocasião do abandono das lentes corretoras e dos óculos de sol, emitindo a hipótese de que os fatores naturais de desenvolvimento bioquímico do homem são entravados quando o olho não pode receber as radiações luminosas em sua plenitude.

1. Editions Tchou.

Três cientistas soviéticos: Lazarev, Sokolov e Dantsig, confirmaram essa hipótese, em 1967, por ocasião de um Congresso reunido em Washington: *"Se a pele humana não ficar exposta às radiações solares durante muito tempo, surgirão perturbações ao nível do equilíbrio fisiológico. O resultado será concretizado por desordens nervosas e por uma deficiência de vitamina D, assim como por uma deficiência do sistema de defesa do corpo humano..."* Esses sábios soviéticos confirmaram igualmente o valor dos raios ultravioletas artificiais, em doses medidas, para as pessoas que não podem expor-se aos raios solares naturais: empregados de escritórios, climas frios e sombrios, pessoas que trabalham à noite...

Em compensação, os trabalhos de John Ott provaram os abusos resultantes do uso irracional das lâmpadas artificiais de raios ultravioletas, e terminam chamando a atenção contra toda superexposição, pois essas lâmpadas emitem certas radiações que, normalmente, são filtradas pela atmosfera terrestre.

Mas os trabalhos mais importantes de Ott relacionam-se com as mudanças de pigmentação obtidas em células vegetais depois da radiação de luzes coloridas. Essa experiência prova, de modo irrefutável, o efeito bioquímico das cores. Ott tentou igualmente experimentar o efeito da luz e das cores sobre os doentes atingidos pelo câncer; infelizmente, essas experiências tiveram de ser abandonadas rapidamente por causa do ceticismo dos médicos oficiais e do bloqueio dos créditos governamentais (consecutivos à interrupção das pesquisas espaciais em 1968). Contudo, Ott teve tempo de tirar duas conclusões importantes:

— O uso de óculos, e em particular dos óculos de sol, não é favorável à cura.

— A exposição racional à luz natural do dia é um fator que ajuda à cura.

Essas duas conclusões estão perfeitamente de acordo com os trabalhos anteriores de Ott, assim como com os trabalhos dos sábios soviéticos, e confirmam o acerto dos banhos de sol aconselhados por numerosos sistemas indígenas de medicinas naturais e tradicionais (ver exemplos de aplicação no cap. III e no anexo consagrado a Ott).

5. A história antiga da cromoterapia

a) O Egito

Os papiros contam que o deus Thot era o mestre das cores, e que ele as utilizava com a finalidade de curar e de despertar as faculdades espirituais. A cor amarela de Ísis estimulava o mental, enquanto que a cor vermelha de Osíris aumentava a força vital. A medicina egípcia incluía diversos processos, tais como o uso de pedras preciosas, de cores, de perfumes, da sugestão (encantamentos) e o uso de sons. O papiro mais importante relativo à medicina é certamente o papiro Edwin Smith. O uso da água solarizada nas garrafas coloridas era um dos métodos mais fáceis de aplicar.

b) A China

Os chineses da antiga China utilizaram sobretudo as cores no diagnóstico das perturbações da saúde e na dietética. O diagnóstico chinês compreende quatro fases importantes: a observação, a auscultação, o questionário e a palpitação. Na fase importante da observação, o prático nota cuidadosamente a tez e as colorações do rosto:

— O excesso de **vermelho** corresponde a uma perturbação do *coração*.

— O excesso de **amarelo** corresponde a uma perturbação do *baço*.

— O excesso de **branco** corresponde a uma perturbação dos *pulmões*.

— O excesso de **negro** ou escuro corresponde a uma perturbação dos *rins*.

— O excesso de **verde** corresponde a uma perturbação do *fígado*.

Numerosas variações são possíveis: as tintas podem ser misturadas (ser foscas ou brilhantes, pálidas ou sombrias, lustrosas ou secas, etc.). As 5 cores patológicas, aliás, ligam-se à teoria chinesa dos 5 elementos (ou 5 movimentos): a **madeira**, o **fogo**, a **terra**, o **metal** e a **água**.

De outra forma, as 5 cores foram utilizadas na dietética (ver as aplicações no cap. III); os chineses, que não conheciam a teoria das vitaminas, tinham, contudo, compreendido que a variedade dos alimentos era indispensável, de onde a mistura das 5 cores.

Correspondências chinesas gerais dos 5 elementos						
Orientes	Elementos números	Cores	Estações	Fatores clima	Órgãos principais	Órgãos secund.
Norte	1-Água 6	Azul-negro	Inverno	Frio	Rins	Bexiga
Sul	2-Fogo 7	Vermelho	Verão	Calor	Coração	Intestino delgado
Este	3-Madeira 8	Verde	Primavera	Vento	Fígado	Vesícula biliar
Oeste	4-Metal 9	Branco	Outono	Seca	Pulmões	Intestino grosso
Centro	5-Terra 5	Amarelo	Fim do verão	Umidade	Baço	Estômago

Como na Índia, a China desenvolveu um sistema completo de ioga corporal e energética chamada Chi Kung. Os mestres dessa arte dizem que, num certo nível de prática, certas cores aparecem diante das pálpebras fechadas. Essas cores têm uma significação: elas indicam os problemas físicos ou mentais do praticante.

É razoável pensar que foi dessa maneira que foram descobertas certas propriedades terapêuticas das cores. Nesse método dos *Chi Kung*, as cores também são utilizadas em visualização, usando certos circuitos definidos no interior do corpo e, em particular, os meridianos "curiosos" da acupuntura chinesa.

c) A Grécia e o Império Romano

A helioterapia (ou método de cura pelos raios solares) era muito utilizada pelos terapeutas dessa época; infelizmente, restam poucos documentos precisos sobre as práticas exatas, da mesma forma que sobre as medicinas druídicas e sobre as dos índios da América do Sul, que também usavam as cores e sua relação com as posições planetárias do dia do nascimento (astrologia medicinal).

d) A Índia

Esse país foi o que melhor contribuiu para a descoberta das leis sutis da cura e, em particular, da cromoterapia. Duas grandes correntes marcaram sua história: a via do Tantra (a da experiência) e a via de Shankara e Patanjali (a da ascese). Esses iogues consideram o homem como uma parte do universo capaz de realizar sua identidade com esse mesmo universo (estado de consciência chamado *Samadhi*). Nesse estado, numerosos sábios (*rishis*) dos tempos védicos compreenderam, por intuição, as leis da cura física e mental colocando as bases da ciência médica do ayur-veda. Essa ciência antiga, ainda pouco conhecida no Ocidente, compreende a terapia das plantas, a dietética, a massagem, as limpezas internas, a respiração, o uso dos sons (*nada-yoga*), assim como a cromoterapia.

Para os terapeutas hindus, a cor é ao mesmo tempo objetiva e subjetiva. A cor age sobre o corpo sutil do homem num nível de energia que toca ao mesmo tempo o mental e o corpo. Esse corpo de energia sutil foi posto em evidência, de uma forma quase científica, pelo pesquisador russo Kirlian, que conseguiu cristalizá-lo sobre a fotografia.

Esse corpo de energia sutil parece estar em íntima relação com o sistema endócrino do homem. O controle desse corpo energético se efetua graças a centros que a tradição chama de *chakras* (as rodas). Uma teoria bem próxima da acupuntura chinesa afirma que a corrente eletromagnética terrestre entra nos chakras dos pés, depois sobe ao longo do sistema nervoso espinhal, onde pára a um certo nível marcando a evolução do indivíduo. O quadro seguinte, tirado da tradição tântrica, permitirá que você assinale rapidamente em que nível você pode se situar em geral graças ao estudo do seu sono. Para a tradição hindu, os seres humanos que ultrapassam o chakra da garganta são pessoas muito excepcionais, capazes de se autocurar e de curar os outros. Quanto mais a circulação da energia se ralenta nos canais

OS CHAKRAS

	Localização na coluna vertebral	Só a pessoa centrada neste chakra é que sente	Cor	Elemento	Sono que indica o chakra dominante	O domínio desse chakra proporciona
1	Entre o ânus e as partes genitais	Insegurança	Amarelo	Terra	12 h de bruços	Autocura
2	Sexo	Ciúme, inveja corrupção, perda de energia	Azul	Água	8 a 10 h feto	Ativa o amor dos animais. Irradiante.
3	Plexo lombar, no nível do umbigo	Autoritarismo, "más" companhias	Vermelho	Fogo	6 a 8 h de costas	Busca da iluminação, altruísmo, poder de cura.
4	Coração	Vida sem harmonia	Verde	Ar	5 a 6 h sobre o lado esquerdo	Consciente do karma, fé e amor (bhakti), descobre o pensamento dos outros. Brilhante.
5	Garganta	Intolerância, ignorância	Púrpura Violeta	Éter	4 a 5 h dos dois lados	Compassivo, ajuda os outros, conhecimento direto (jnana), domínio sobre a fome e a sede.
6	3º olho	Violência, austeridade	Azul		Sonho consciente	Poderes psíquicos, ultrapassa seus problemas.
7	No alto do crânio	Êxtase	Branco brilhante		Êxtase	Acima do prazer e da dor, poderes (siddhis), alegria.

sutís (*nadis*), mais o homem se torna materialista. O quadro anterior fornece-lhe também a indicação das cores que correspondem a cada centro energético quando, na ioga, efetua-se sobre eles a concentração.

De acordo com a medicina tradicional indiana ayur-védica, cada um desses centros de energia pode ser tratado em certas perturbações físicas particulares. Julgamos importante apresentar essas perturbações sob a forma de um quadro recapitulativo (pág. 27).

Os textos antigos afirmam que as cores e os sons desempenham um papel importante no equilíbrio do corpo sutil do homem e, igualmente, sobre sua saúde.

e) O universo e os planetas segundo a tradição da Índia

"O que é antigo será de novo útil." (Tao Te King)

De acordo com os *Bhutika Sutras*, antigos textos sâncritos, a base da vida sobre a terra é energia ou *shakti*. Duas espécies de energia secundária podem ser apontadas: *Grama Shakti*, a força que emana dos planetas, e *Para Shakti*, a energia cósmica. Uma escala da materialização também pode ser dividida em cinco graus:

— a matéria densa,
— os fluidos,
— os gases,
— as radiações luminosas,
— o éter (*akasha*).

Todos esses estados não são absolutos, e diferentes mudanças podem produzir-se, de tal modo que uma modificação da energia provocará uma mudança de grau na materialização. O exemplo mais simples é o da água que passa do estado sólido (gelo) para o líquido e depois ao estado de vapor (gás). Assim, a ação e o controle da força e da energia permitem que se operem certas transmutações nas quais a força pode aparecer e desaparecer. Assim, um tratamento unicamente sutil (emissão luminosa) pode revelar-se ativo no nível mais denso e mais material. Nada foi criado, nada foi perdido.

Duas espécies de movimentos estão em ação no universo:
1) A força vital (o chi dos chineses), que emana de Parashakti.
2) A força pura, que emana dos planetas (Gramashakti).

A força vital (prâna) tem uma relação evidente com a consciência e a inteligência. É ela que permite o crescimento harmonioso dos seres. A força pura, por sua vez, é exercida como um movimento permanente de atração e de repulsão; ela se decompõe em várias espécies de manifestações:

— a energia sonora;

— a energia do calor;

— a energia magnética e elétrica (a força do trovão é considerada como a mais forte das energias nos textos antigos).

Todas essas energias são devidas ao movimento dos planetas (Sol, Lua, etc.); é por isso que o estudo da astrologia sempre foi considerado como necessário na arte do terapeuta pelas antigas civilizações. Todas essas energias podem exprimir-se em termos de vibrações; é portanto possível estabelecer correspondências entre as vibrações da luz e as da música (do som) por exemplo. De certo modo, existe uma relação entre as sete cores do espectro luminoso e as sete notas fundamentais da música.

Os antigos tratados de astrologia, como o de Mihira, atribuem uma cor e um som a cada planeta:

Sol	Laranja	Dó
Lua	Branco	Ré
Marte	Vermelho	Mi
Mercúrio	Verde	Fá
Júpiter	Amarelo	Sol
Vênus	Cores Variadas	Lá
Saturno	Negro	Si

Do Sol emana o **laranja**, força de vitalidade física.

De Marte emana a vibração do **vermelho** (a mais baixa): a vida no nível inconsciente e brutal.

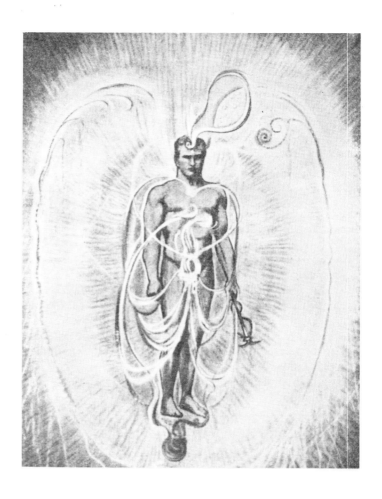

O corpo mental do homem é um campo irradiante percorrido por correntes de energia, que envolve e impregna o veículo físico. Sua forma, de coração, lembra de modo impressionante o átomo de Babbitt atravessado por circuitos espiralóides de energia. A corrente de energia que se levanta acima da fronte foi chamada de "crista do mágico"; ela se desprende quando se unem as energias da alma e do eu inferior. Ela age como uma antena, que capta a atividade das outras consciências e as correntes mentais que a impressionam. O licorne legendário,

CHAKRA	PERTURBAÇÕES TRATADAS POR ESSE CHAKRA	COR A SER UTILIZADA
1 MULADHARA	Desordens do sangue, febres, inflamações do fígado e da bexiga.	AMARELO
2 SWADHISTANA	Falta de vitalidade, fadiga, neurastenia, diarréia, edemas, diabete, anemia.	LARANJA
3 MANIPURA	Fraqueza do coração, problemas circulatórios, problemas da ossificação.	VERMELHO
4 ANAHATA	Desordens nervosas, inflamações e afecções cutâneas, reumatismos constipação.	VIOLETA
5 VISHUDA	Perturbações endócrinas e da linfa, envelhecimento prematuro.	ÍNDIGO
6 AJNA	Golpes de frio, males da garganta, bronquite, bloqueios emocionais.	AZUL
7 SAHASRARA	Perturbações mentais e emocionais graves, perturbações da visão.	VERDE

Para a prática da cromoterapia (indicada na terceira coluna), ver o capítulo III.

---

com sua forma única, simboliza o desabrochar da natureza espiritual do homem. Os mandarins chineses usavam uma pena de galo para representar a crista do mágico, e os índios da América do Norte, uma pena de águia. O chapéu do Bisonte-urso, da tribo dos Pés-Negros, ilustra claramente esse aspecto da anatomia sutil humana. ("O broquel de prata do corpo mental", ilustração de M., tirada de *The Dayspring of Youth*, 1970 — Bisonte-urso, fotografia de Edward S. Curtis, E.U.A., 1926.)

Através dos chakras, dos mais importantes plexos nervosos, das glândulas endócrinas e da complicada rede de fios nervosos, a criatura humana recebe as energias que chegam até ele de múltiplas fontes no universo, incluindo entre elas as constelações zodiacais e os corpos planetários. Da mesma forma, as energias dos planos mental, emocional e etérico marcam-no com o seu sinal; durante o seu desenvolvimento espiritual, ele se torna cada vez mais consciente das energias que lhe vêm da alma e galvanizam a personalidade para fazer com que ele cumpra o seu destino espiritual.

Os chakras transmitem as energias que recebem, para fins criativos ou destrutivos. Por exemplo, uma pessoa muito polarizada no plano astral e regida por um plexo solar desenvolvido e incontrolado pode ter uma influência desastrosa sobre o seu meio ambiente. Em compensação, um ser que desenvolveu harmoniosamente o chakra da garganta e do coração influencia as pessoas que o rodeiam.

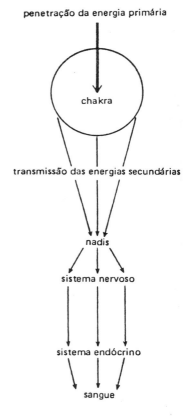

O HOMEM E OS CHAKRAS

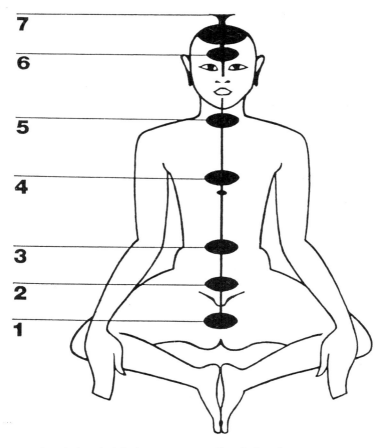

1 : chakra do cóccix
2 : chakra do umbigo
3 : chakra do plexo solar
4 : chakra do coração
5 : chakra da garganta
6 : chakra dos olhos
7 : chakra da cabeça

O **verde**, que emana de Mercúrio, está associado ao sistema nervoso e à compreensão.

O **amarelo**, saído de Júpiter, corresponde ao intelecto e à atividade analítica do cérebro.

A cor **branca**, que emana da Lua, corresponde à bioenergia emocional.

De Vênus emanam as cores que refletem no homem o seu ser espiritual: o azul, o índigo, o violeta (força de cura).

Assim, cada indivíduo, de acordo com o seu momento de nascimento, difere do outro pelas emanações de Gramashakti que o caracterizam e cujas cores constituem uma manifestação.

6. Os alquimistas e as cores

De acordo com a tradição, a arte da alquimia apareceu sobre o solo do Egito, criada por Hermes Trismegisto. O primeiro texto alquímico, a *Tábua de Esmeralda*, estabeleceu os seus fundamentos na época do poder de Alexandria.

A procura do elixir da juventude e da pedra filosofal permitiu que os alquimistas descobrissem as bases da química e da terapia pelas plantas e os metais. Os alquimistas, no decorrer das idades, isolaram substâncias coloridas às quais atribuíram poderes curativos (alquimia árabe, espanhola, Idade Média). Em particular, duas substâncias serviram de base para as especulações dos alquimistas referentes à cura: Thot-Hermes dispunha, diz-se, de dois fluidos de regeneração: o **sangue vermelho** e a **seiva verde**, cuja semelhança de raios ele atribuiu à esmeralda.

De acordo com as lendas gregas, certas estátuas cristalizavam essas ondas particulares e recarregavam os peregrinos de radiações benéficas e vitais.

As propriedades dos minerais, dos vegetais e suas cores foram muito depressa associadas à astrologia medicinal num sistema coerente próximo do modelo indiano. O quadro seguinte resume as relações entre os minerais dos alquimistas e as cores do espectro:

ANTIGOS MONOGRAMAS SIMBÓLICOS DE ALGUNS METAIS USUAIS OUTRORA USADOS PELOS ALQUIMISTAS		
♁	ANTIMÔNIO (Sb)	
♀ ☽	PRATA (Ag)	BRANCO
♃	COBRE (Cu)	VERDE
♂	COBALTO (Sn)	AZUL
☿	FERRO (Fe)	VERMELHO
☉	MERCÚRIO (Hg)	AZOUGUE
♄	OURO (Au)	AMARELO
⚯	CHUMBO (Pb)	MARROM
♂	PLATINA (Pl)	
⊙	ALUMÍNIO (Al)	
	ZINCO (Zn)	

"Em primeiro lugar, devemos nos convencer de que todas as coisas exercem uma influência sobre o seu meio ambiente... literalmente, todas as coisas: o sol, a lua, as estrelas, as criaturas celestes, os homens, os animais, as árvores, as rochas, todas as coisas irradiam um fluxo incessante de vibrações" (C.W. Leadbeater).

7. Correspondências entre os sons e as cores

Numerosas tradições estabelecem uma relação entre os sons musicais e as cores, e usam essa harmonia natural para a cura e o relaxamento. Contudo, o problema colocado pelas correspondências entre sons e cores está longe de ser simples, e as relações estabelecidas pelas tradições deram lugar a numerosas críticas, a principal das quais denuncia a subjetividade dessas correspondências.

O problema dessas correspondências pode parecer insolúvel, se considerarmos que existem mais de 150 cores e mais de 30 000 matizes musicais discerníveis. Nossa gama ocidental, dita "temperada", não é a única referência em matéria de música, como nô-lo prova o estudo da gama indiana, que comporta quartos de tons. Nós já lhe propusemos, nos capítulos precedentes, um exemplo de uma tradição que usa a relação som/cores: o da filosofia tântrica da Índia. Outras civilizações estabeleceram outras relações em função de suas próprias gamas musicais, como as da China, do Tibet, da Pérsia, etc. O quadro abaixo mostra outro aspecto dessa pesquisa, baseada nos sons puros da gama pitagórica e na escala das vibrações do diapasão e dos comprimentos de onda das cores.

Pitágoras descobriu, há mais de vinte e cinco séculos, que as vibrações do diapasão seguiam uma proporção matemática: DÓ = 1, RÉ = 9/8, MI = 5/4, FÁ = 4/3, SOL = 3/2, LÁ = 5/3, SI = 15/8. Reduzindo essas proporções a um denominador comum, é possível estabelecer uma tabela de correspondência entre as vibrações do diapasão e os comprimentos de ondas do espectro luminoso:

Dó	=	1	=	264		
Ré	=	9/8	=	297		
Mi	=	5/4	=	330		
Fá	=	4/3	=	352		
Sol	=	3/3	=	396	— Violeta	= 405
Lá	=	5/3	=	440	— Azul	= 476
Si	=	15/8	=	495	— Verde	= 527
Dó	=	2	=	528	— Amarelo	= 580
Ré	=	9/8	=	594	— Laranja	= 597
Mi	=	5/4	=	660	— Vermelho	= 700
Fá	=	4/3	=	704		

CAPÍTULO II

O efeito curativo das cores

1. As propriedades das cores

Assim, as perturbações da saúde e as doenças resultam de um desequilíbrio, de uma desarmonia, cuja origem pode ser encontrada nos erros de higiene de vida ou nos golpes do destino: erros alimentares, falta de exercícios, emoções negativas, acidentes...

As cores, aliadas a outras terapêuticas naturais, permitem que nossa energia vital proporcione uma situação que facilite grandemente a autocura.

Para compreender isso, apelaremos de novo para a ciência médica indiana ayur-védica. O corpo, sede da consciência, é composto de cinco elementos que devem estar num equilíbrio perfeito, de onde resulta a saúde física e mental. Esses cinco elementos são o ar, o fogo, a água, a terra e o éter (*akash*). Cada elemento corresponde a uma vibração luminosa, a uma vibração sonora e a certas vibrações particulares dos alimentos. Se um desses elementos está enfraquecido, é preciso então estimulá-lo pelas cores, os sons e as medicinas naturais apropriadas (plantas, alimentos). Basta utilizar vidros filtrantes, através dos quais a luz solar se tinge de cor. A seguir, expõem-se certas partes do corpo[1] a essa luz colorida durante certo lapso de tempo.

---

1. Ver aplicações, no capítulo IV.

Usam-se também, por via interna, óleos vegetais ou água que esteve guardada em garrafas de vidro da cor correspondente. Os iogues, aliás, desprezam esses processos físicos e se contentam com visualizar, pela meditação, as cores necessárias para sua saúde. Talvez, neste estágio de nossa exposição, o ceticismo já o tenha invadido. A melhor maneira de conhecer uma coisa é tentando experimentá-la. As cores têm uma influência física, emocional e psíquica sobre o nosso ser.

Antes de abordar o estudo em separado de cada cor, destacaremos alguns princípios gerais relativos às propriedades curativas das cores:

— A cromoterapia não procura curar os sintomas, mas antes melhorar o estado geral e as necessidades particulares de cada um.

— Certas cores excitam o corpo, outras o acalmam.

— Certas cores são adstringentes, como o vermelho, o laranja e o amarelo (uma sala pintada de laranja parece "menor"). Outras cores são "dilatantes", como o **azul**, o verde e o violeta.

— O azul ajuda a ir para fora, enquanto o vermelho permite que nos "concentremos".

— Certas cores, como o **vermelho** e o laranja, elevam a temperatura de uma sala; são chamadas cores quentes.

— Pode-se ler as cores complementares fixando primeiro a cor e, depois, dirigindo o olhar rapidamente para uma superfície branca.

— As cores exercem sua influência de diferentes modos: exposição aos raios solares filtrados; exposição do corpo diante de lâmpadas coloridas; uso interno de água guardada em garrafas coloridas, uso de pedras preciosas, de alimentos, do meio ambiente.

Nota: para estabelecer o repertório das qualidades e propriedades de cada cor, fizemos uma síntese dos ensinamentos tradicionais da medicina da Índia e dos métodos mais recentes de cromoterapia. Em particular, utilizamos as fontes tradicionais seguintes: *Kurma Purana* (texto ayur-védico hindu), *Mahanirvana Tantra* (texto tântrico hindu), *Gerandha Samhita* (texto tântrico e ióguico hindu) e o *Nei King* (texto clássico da medicina tradicional chinesa).

Entre os autores modernos, nós nos inspiramos nos mais célebres no domínio da cromoterapia: doutor Dinsa Ghadiali, doutor Mac Naughton, doutor Battacharya, doutor Amber. Visitamos também, na Índia, o doutor Balaji També, que pratica um método completo de terapia pelas cores e os sons (ver anexo III).

2. Propriedades curativas do vermelho

O vermelho corresponde ao elemento fogo das medicinas chinesa e indiana. Ele é o estimulante universal do "fogo interno", o calor indispensável a toda vida. O vermelho estimula os nervos, o sangue e combate os efeitos nocivos do frio.

Efeitos físicos favoráveis nos casos seguintes: resfriamento, coriza, tremores de frio; bronquites; anemias; dores reumáticas agravadas pelo tempo frio; diarréias; constipação por atonia digestiva intestinal; neurastenia; tuberculose; desordens do centro energético (chakra n? 1).

Contra-indicações ao tratamento pelo vermelho: temperamentos sangüíneos; hipertensão; temperamentos coléricos ou histéricos; febre alta; perturbações mentais.

Efeitos sobre as emoções: estimula o espírito para provas a curto prazo (exames, competições).

3. Propriedades curativas do laranja

Eis ainda uma cor tonificante, que o doutor Mac Naughton chama de *"cor antifadiga"*. O laranja lembra a cor do sol; essa cor complementar é formada de 3/4 de vermelho e de 1/4 de verde. Em relação ao vermelho, o laranja é uma cor mais medida, de ação mais doce e, portanto, pode ser utilizada mais vezes.

O laranja estimula o sistema respiratório e a faculdade de fixar o cálcio.

Os textos indianos tântricos afirmam que o laranja aumenta o tônus sexual e proporciona otimismo. Sua ação antiespasmódica é incontestável (cãibras, dores devidas às tensões e ao *stress*) e o laranja permite harmonizar bem a vitalidade física com o otimismo mental, fortalecendo o corpo de energia sutil.

Efeitos físicos favoráveis nos seguintes casos: fraqueza pulmonar; pequena capacidade respiratória; bronquite, asma; resfriados crônicos; hipertiroidismo (pela ação tonificante sobre as paratiróides); prevenção de tumores malignos; interrupção das regras; lactação insuficiente depois do parto; prolapsus anal; cálculos biliares; perturbações renais.

Contra-indicação ao tratamento pelo laranja: nenhuma contra-indicação de nota.

Efeito sobre as emoções: aumento do otimismo; favorece a boa relação corpo-espírito; sensação de bem-estar; tônico sexual.

4. Propriedades curativas do amarelo

O amarelo é uma cor estimulante para o sistema nervoso central, a energia digestiva e o tônus muscular. Essa cor complementar é formada de metade de vermelho e metade de verde: combina, portanto, os efeitos tônicos e regenerativos dessas duas cores fundamentais. Uma ação positiva do amarelo é a exercida sobre o trato intestinal e sobre todas as funções digestivas (em particular, sobre o fígado e a vesícula biliar).

A produção dos sucos digestivos é sensivelmente aumentada (secreções estomacais, bile, saliva). Outra ação importante, notada pelo doutor Mac Naughton, é a exercida sobre o sistema linfático, cujo papel principal é o de limpar o sangue de suas impurezas. Para a medicina tradicional indiana, o amarelo estimula o cérebro e os nervos e harmoniza o chakra (centro de energia sutil) do plexo solar por sua energia positiva.

Efeitos físicos favoráveis nos seguintes casos: constipação; paralisias; inchamento abdominal; fígado cansado; vesícula biliar atônica; reumatismos musculares; eczema; indigestão crônica; dores de cabeça e enxaquecas; sangue impuro; parasitas intestinais.

Contra-indicações no tratamento pelo amarelo: estado de excitação mental; histeria; palpitações cardíacas; bactérias patogênicas; cólera; alcoolismo; inflamações agudas.

Efeitos sobre as emoções: estimula o cérebro e o intelecto (exames); estimula os nervos; depressão; cansaço mental; melancolia.

5. Propriedades curativas do verde

Essa cor passava por perigosa em certas épocas do passado. Contudo, o verde é a cor do "sangue vegetal", da clorofila e também do carbono, um dos componentes mais ativos e mais importantes de nosso planeta. De acordo com os antigos tratados de medicina da Índia, o verde é uma das cores que permitem harmonizar melhor as perturbações entre os diferentes "corpos sutis do homem". Nos Estados Unidos, o doutor Mac Naughton usava com muita freqüência o verde em seus tratamentos, por seu poder regenerativo sobre o "corpo etérico". O verde é uma cor negativa, refrescante e calmante.

Contudo, essa cor deve ser utilizada com prudência, e é desaconselhável vestir-se ou rodear-se dessa cor que, com o correr do tempo, pode provocar desordens ao nível dos dois primeiros centros do corpo sutil (chakras): inveja, e, particularmente, ciúme.

O verde reduz a tensão sangüínea e purifica o sangue e os tecidos dos germes e bacilos. Mas seu papel principal é ajudar a se livrar de problemas mentais ou emocionais importantes.

Efeitos físicos favoráveis nos casos seguintes: insônia; desordens emocionais profundas; dores dorsais; irritabilidade; hipertensão; hemorróidas; desordens venéreas; cólera devida a doenças do fígado; cólera dos alcoólatras.

Contra-indicação ao tratamento pelo verde: nenhuma, a não ser que não se deve usar o verde durante muito tempo.

Efeitos sobre as emoções: alívio da insônia; acalma os nervos e os ataques de cólera: acalma a tensão nervosa; regenera física e mentalmente; "muda" as idéias.

6. Propriedades curativas do azul

O azul, cor complementar do espectro visível, resulta da combinação, em partes iguais, de verde e de violeta. A soma sinérgica dessas duas cores dá uma mistura regenerante e aumenta as defesas do organismo. Essa cor é particularmente indicada em todas as infecções, particularmente quando são acompanhadas de febre (febre = fogo = vermelho). De acordo com o doutor Mac Naughton, o azul produz o oxigênio necessário para neutralizar o excesso de hidrogênio e de carbono. De acordo com os textos hindus, o azul reduz o calor em excesso no corpo e opõe-se ao efeito calorífico da cor vermelha. O azul produz um efeito calmante e refrescante sobre o sistema nervoso; ele permite vencer o egoísmo e abre a porta da compaixão e da intuição. O azul age, contudo, de uma forma positiva sobre a assimilação e sobre o sangue, que reforça.

Efeitos físicos favoráveis nos casos seguintes: dores de cabeça; vômitos, tosse nervosa; perturbações da garganta (anginas, laringites, faringites); infecções; febres; inflamação dos olhos; crises agudas de reumatismo; regras dolorosas; dores de dentes; espasmos do estômago; epilepsia; queda dos cabelos; perturbações da pele; insônia; queimaduras; mordidas; rajadas de calor; úlceras estomacais; dores vertebrais agudas.

Contra-indicações ao tratamento pelo azul: resfriados; golpes de frio; tremores de frio; hipertensão; paralisias; reumatismos.

Usar roupas azuis pode favorecer a depressão, a constipação e a fadiga.

Efeitos sobre as emoções:

— o azul induz ao estado de paz, de tranqüilidade;

— o azul favorece a meditação e o despertar da intuição (abertura do chakra entre as duas sobrancelhas: *ajna chakra*);

— o azul permite o combate ao egoísmo;

— o azul "abre" o mental do homem aos problemas universais e coloca-o em harmonia com os outros.

7. Propriedades curativas do índigo

O índigo é uma cor muito ativa com tendência fria e adstringente, cuja principal utilização reside em seu poder anestésico. O índigo estimularia, portanto, as glândulas paratireóides e acalmaria a tireóide. Sua ação anestésica levaria a uma certa insensibilidade, devida, não à inconsciência, mas antes a uma elevação da consciência, permitindo o esquecimento do corpo físico ao estimular o centro energético (chakra) da fronte (*ajna chakra*), e a circulação da energia sutil do corpo (*prâna*) em geral nos canais energéticos (*nadis*).

Efeitos do uso do índigo: todas as dores; dores de dentes; apendicite; sinusites; reumatismos agudos; ciáticas; angina vermelha; nevralgias faciais; convulsões; dores abdominais; dores de cabeça;

desordens dos cinco sentidos; perturbações da visão; catarata; sangramento do nariz; zumbidos no ouvido; nefrites; otite; cachumba; perturbações da audição; insensibilidade aos sabores gustativos.

Efeitos sobre as emoções:
— estimula a acuidade dos cinco sentidos;
— estimula a intuição (*ajna chakra*);
— acalma a excitação mental;
— permite o acesso a certos níveis de consciência mais sutis.

Contra-indicações ao uso da cor índigo: nenhuma contra-indicação de importância.

8. Propriedades curativas do violeta

O violeta estabelece uma relação íntima entre o baço e a energia vital (prâna). Exerce uma ação calmante sobre o coração e purifica o sangue. Elimina as toxinas e estimula a fabricação dos leucócitos, células de defesa. Sua ação emocional contribui para eliminar o ódio, a irritabilidade, a cólera e acalma todas as emoções violentas.

O violeta também ajuda a diminuir notavelmente a angústia e o medo. O violeta estimula o centro energético do alto do crânio (*sahasrara*, "o lótus das mil pétalas" — ver anexo I sobre os chakras).

Efeitos do uso do violeta: perturbações do baço; indigestão crônica (sensação de peso e de sonolência depois das refeições); perturbações da bexiga; cistites; raquitismo; má ossificação; meningite (coadjuvante); perturbações dos rins; lumbago crônico; ciática crônica; perturbações reumáticas devidas ao frio e à umidade; perda dos cabelos; irritação da pele; epilepsia; pneumonia (coadjuvante); tosse seca; asma.

Efeitos sobre as emoções (*indicado nos casos seguintes*): irritação, nervosismo; cólera, reprimida ou não; ciúme; sentimentos de ódio; medos sem causa; angústia.

Contra-indicações ao uso do violeta: nenhuma contra-indicação de nota.

9. Propriedades curativas das cores compostas

a) Azul-turquesa

Utiliza em sinergia as propriedades do azul e do verde.
— Ação tônica geral.
— Ativa a regeneração da pele: queimaduras, choques, traumatismos.
— É usada, segundo o doutor Mac Naughton, mais nas perturbações agudas do que nas doenças crônicas.
— Dores violentas e repentinas.
— Ação psíquica: calmante e repousante depois de trabalhos intelectuais.

b) Limão

A cor limão associa uma ação estimulante e uma ação desintoxicante. O córtex e o timo são ativados pelo limão, que é considerado um importante estimulante sexual.
— Desintoxicação.
— Estimula a vitalidade nas perturbações crônicas.
— Tira o cansaço.
— Estimula os ossos (o limão está associado ao enxofre e ao fósforo, de acordo com o doutor Mac Naughton).
— Congestão.
— Bloqueamento e congestão do fígado: fígado cansado e preguiçoso.
— Olhos vermelhos.
— Gosto amargo na boca.
— Moscas luminosas diante dos olhos.
— Vertigens e náuseas (simultaneamente).
— O doutor Mac Naughton e a cromoterapeuta Dinsha pensam que o limão é um excelente complemento no tratamento do câncer.
— Ação sobre o timo: mongolismo e cretinismo.
— Estimula o sistema nervoso central: memória, concentração.
— Perturbação da vesícula biliar.

c) Púrpura e escarlate

Essas cores combinam a ação do vermelho e do azul. Contudo, é preciso distinguir e opor a ação dessas duas cores: a púrpura e o escarlate, embora compostos do azul e do vermelho, têm ações diferentes. Das ações curativas características opõem-nas à primeira vista:

— A púrpura faz baixar a tensão sangüínea.
— O escarlate aumenta a tensão sangüínea.

Escarlate: estimulante geral; estimulante do coração; estimulante da atividade dos rins e, em particular, da sexualidade, ligada à atividade renal nas medicinas tradicionais do Oriente (sua ação pode ser comparada à do ginseng vermelho da China); tratamento da frigidez; estimula o sistema arterial (sangue vermelho); estimula o fluxo menstrual.

Púrpura: ação analgésica; combate as febres; efeito hipnótico e calmante; anafrodisíaco (calmante da sexualidade); menstruações excessivas; sangramentos do nariz; irritações da pele; eczema; pequenas inflamações localizadas; estimula o sistema venoso (circulação de retorno — sangue azul); age como diurético e limpa os rins de suas toxinas; efeito positivo e calmante sobre as emoções.

10. Cores e medicina ayur-védica

Depois da síntese que lhes apresentamos, é interessante comparar o ponto de vista da medicina da Índia em relação às cores. As linhas que se seguem foram compiladas pelo doutor K. L. Mukhopadhyay e dizem respeito às propriedades curativas das cores e às suas relações com os planetas e os elementos tradicionais.

a) O vermelho

É a cor do Sol e do fogo; representa o fogo interior digestivo do metabolismo. Deve ser usado para combater as perturbações devidas ao frio. Deve também restabelecer a circulação do sangue e combater as afecções do coração, dos olhos e dos ossos.

b) O verde

Fria de caráter e ligada ao planeta Mercúrio, a cor verde representa o planeta Terra, as vísceras internas e os elementos densos do corpo: osso, carne, coração. O verde estimula o olfato e o *prâna* (força vital por ocasião da respiração).

Suas principais indicações são: úlcera do estômago, degenerescência dos tecidos, medo, perda do apetite, desordens psíquicas e as manias, assim como todas as desordens devidas ao calor (dores, nevralgias, etc.).

c) O azul

O azul está relacionado com o planeta Júpiter e com o sentido do ouvido. Controla as gorduras do corpo e o sistema das glândulas endócrinas.

Suas indicações principais são: vômitos, melancolia, reumatismos, perturbações da garganta, asma, obesidade e crises de apoplexia, excesso de peso, celulite.

d) O índigo

Essa cor controla a linfa e o esperma. É a cor do planeta Vênus.

Ela trata as seguintes perturbações: esterilidade, desordens venéreas, perdas de sêmen, perturbações dos olhos, fraqueza geral, senilidade, edema, dores das regras, regras irregulares, menopausa, perdas brancas e todas as perturbações crônicas da pele.

e) O violeta

Essa cor, em relação com o planeta Saturno e o elemento ar, controla o sentido do tato e a sensibilidade da pele.

Trata as perturbações do sistema nervoso: medo, fobia, complexos, angústias e também a magreza, as perturbações dos cinco sentidos, as nevralgias e as dores articulares, a constipação crônica.

f) O laranja

É a cor da Lua e da água. O laranja regulariza a água, a linfa e as secreções do corpo. Essa cor protege do excesso de fogo e estimula o sentido do gosto.

Combate a diarréia, as perturbações da bexiga, a anemia e as hemorragias.

g) O amarelo

Cor de Marte, o amarelo aquece e combate o frio do corpo.

Age favoravelmente nas perturbações do fígado, no sangue intoxicado, na varíola, nas úlceras crônicas, nas hemorróidas, nas dores de dente e nas febres fortes.

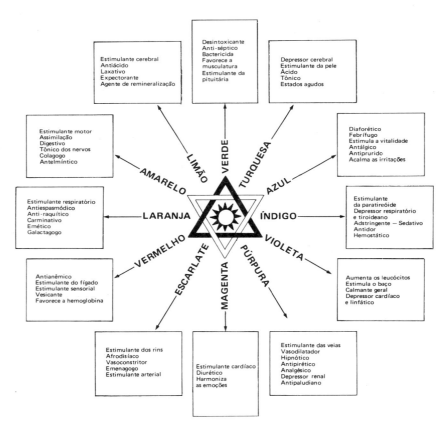

QUADRO DE RECAPITULAÇÃO
DAS PROPRIEDADES CURATIVAS DAS CORES
(segundo Dinsha — 1939)

CAPÍTULO III

O uso terapêutico das cores

1. Cromoterapia prática

Como dissemos antes, os práticos que fazem uso da cromoterapia são raros, mas esse fato não constitui um *handicap*, pelo contrário. As cores podem ser utilizadas com eficiência por todos, em casa, como complemento do tratamento dado pelo médico, o acupunturista, o homeopata ou, mais simplesmente, a título preventivo. Damos-lhes aqui os métodos simples e práticos de cromoterapia na ordem crescente de sua eficácia, isto é:

1. Uso de roupas de cor.
2. A alimentação e as cores.
3. A helioterapia.
4. O uso de pedras preciosas.
5. O uso de frascos coloridos.
6. A lâmpada individual de cromoterapia.
7. A visualização das cores curativas.

A ordem crescente de eficácia vai, aliás, par a par com a dificuldade: por exemplo, a meditação-visualização sobre as cores, processo originário dos métodos psíquicos da Índia, não pode ser utilizado à primeira vista sem certo domínio do relaxamento e do uso das cores com a lâmpada individual de cromoterapia, cujo modo de emprego e de fabricação daremos a seguir.

Antes de iniciar esta parte prática, devemos nos lembrar de que a cromoterapia não age contra os sintomas, mas estimula um fluxo de energia curativo potencial, num processo que o doutor Edward Bach, prático de homeopatia pelas flores,[1] sintetizou muito bem na seguinte observação: *"A prevenção e a cura da doença podem ser descobertas procurando-se o que está errado em nós e eliminando essa condição pelo desenvolvimento de uma virtude capaz de destruir essa mesma condição e não combatendo-se o mal diretamente."*

As medicinas naturais do passado haviam estabelecido esses princípios há mais de dois mil anos.

2. O uso de roupas de cor

Uma publicidade atual dá ênfase ao fato de que *"a vida é muito curta para se vestir triste"*, enquanto a crença popular diz: *"O hábito não faz o monge"*. Mas quantas pessoas reconhecem a verdadeira função da cor? As modas se sucedem, misturando-se os tons de modo anacrônico. Duas contradições evidentes saltam aos olhos do observador que conhece a cromoterapia:

1) As cores vivas e quentes, em voga durante o verão (vermelho-laranja-amarelo), deveriam ser usadas durante o inverno.

2) As cores berrantes que vestem mais freqüentemente os extrovertidos deveriam ser justamente a roupa dos melancólicos e dos linfáticos, para harmonizar o seu temperamento.

O uso de roupas como meio de melhorar a saúde física e mental pode não parecer evidente à primeira vista, mas continua a ser um fator importante de equilíbrio. Numerosas comunidades religiosas, por exemplo, usam o branco (símbolo de pureza) ou o negro (símbolo de austeridade e de renúncia das coisas materiais). O vermelho simboliza e estimula a ação (a revolução). Na Índia, o mestre tântrico Bhagwan

---

1. *La Guérison par les Fleurs* [A cura pelas flores], Le Courrier du Livre.

Shree Rajneesh[2] recomenda aos neo-sannyasins o uso de roupas da cor laranja para estimular a energia, o que deu nascimento à piada: *"Em laranja, tudo se arranja."*

De um modo geral, as cores de nossas roupas agem mais sobre nossas emoções do que sobre nossa saúde física. Isso se deve ao fato de que a cor refratada pelas roupas é de uma intensidade nitidamente inferior à da luz do sol ou à de uma lâmpada de cromoterapia. É possível aplicar às roupas coloridas as mesmas características principais indicadas no capítulo II sobre as propriedades curativas das cores; contudo, levando-se em conta a sua ação emocional, resumimos os efeitos principais do uso de roupas segundo a ciência da Índia.

Roupa vermelha: utilizável para pequenos períodos de tempo: competições esportivas, esforços para fornecer e para estimular o apetite e a combatividade em todos os planos.

Roupa amarela: para fortalecer os nervos e o cérebro: prova intelectual ou afetiva.

Roupa laranja: para "centrar" a consciência no corpo, sentir-se bem e otimista, aumentar o tônus sexual.

Roupa verde ou cinza: para se usar durante os períodos de grandes perturbações emocionais ou mentais. Escolher um verde puro e evitar, mesmo assim, usar essa cor durante muito tempo.

Roupa azul ou violeta: para encontrar a calma, a paz e abrir-se aos outros; mas, cuidado: o uso permanente de roupas azuis causa cansaço, constipação e indigestão crônica.

Roupa branca: permite que os outros o vejam tal como você é, como se você fosse transparente.

Parece-nos útil precisar que algumas cores que realçam as suas roupas deveriam ser naturais (vegetais ou minerais), assim como as fibras de que são tecidas, a fim de não criar interferências eletromagnéticas com o seu corpo de energia (algodão, linho, seda, lã, couro...).

---

2. Ver suas duas obras: *La Méditation dynamique* [*A meditação dinâmica*] e *L'Eveil à la Conscience cosmique* [O despertar para a consciência cósmica], Editions Dangles, coleção "Horizons spirituels".

3. A alimentação, os cinco órgãos e as cinco cores

A medicina tradicional chinesa considera a dietética como um dos fatores mais importantes para a manutenção da saúde. A antiga teoria dos cinco elementos (chamados, hoje, cinco movimentos: Wou Hang Shuo) explica que o universo vivente é formado de cinco elementos: **madeira, fogo, terra, metal e água**.

De acordo com essa teoria, os cinco órgãos que são considerados os mais importantes para a regulação das funções orgânicas são: o coração, o fígado, o baço, os rins e os pulmões. Esses cinco órgãos estão em íntima relação com as cinco cores: vermelho, azul ou verde, negro, branco e amarelo, tendo uma relação muito íntima com o funcionamento desses órgãos.

Supõe-se que cada cor estimula o órgão correspondente; assim os chineses, que não tinham nenhum conhecimento científico das vitaminas, estabeleceram contudo um sistema dietético que lhes permitia controlar empiricamente a energia dos órgãos pelas cores dos alimentos e pelo seu sabor.

Por exemplo, o feijão vermelho fortalece as funções do coração, enquanto que as ervilhas verdes desintoxicam o fígado (alcoolismo) e o gergelim negro estimula as funções renais. Este quadro resume as possibilidades desse método:

COR	ÓRGÃO	ALIMENTOS ACONSELHADOS
VERMELHO	Coração	Tomates, pimentões vermelhos, páprica...
AZUL ou VERDE	Fígado	Legumes verdes, saladas, ervilhas, espinafres, azedas...
BRANCO	Pulmões	Rabanete, couve branca, aipo, nabo silvestre...
AMARELO	Baço	Cenoura, melão, frutas...

É possível estabelecer um método ainda mais preciso usando a tipologia e os cinco sabores, segundo o programa seguinte:

Constituição	Temperamento	Cores Favoráveis dos Alimentos	Sabores Favoráveis
Excesso de peso	Friorento	Vermelho, negro	Ácido, quente
Excesso de peso	Não-friorento	Branco, azul, verde	Amargo, ácido
Magro	Friorento	Vermelho, negro, branco, amarelo	Doce, salgado
Nervoso, magro	Não-friorento	Amarelo, branco	Doce, amargo
Nervoso	Friorento	Vermelho, verde, amarelo	Salgado, amargo, doce
Nervoso	Não-friorento	Verde, branco	Salgado, amargo, ácido

4. A helioterapia ou a saúde pelos raios solares

O banho de sol (ou helioterapia) foi utilizado pelos antigos terapeutas da Índia, da Grécia e do Império Romano. Numerosos sanatórios continuam a usar essa terapia natural para muitas doenças crônicas.

A luz é incontestavelmente a nossa primeira fonte de vida: todos os processos bioquímicos da natureza dependem dela, em particular o ciclo de transformação do carbono. Vimos, acima, que a luz solar pode se decompor, através do prisma, em sete cores principais. Os raios que têm o maior comprimento de ondas são os raios vermelhos e infravermelhos, fontes de calor. Na extremidade oposta, os raios violetas visíveis, mais os ultravioletas, têm um comprimento de ondas mais curto. Os poderes curativos dos raios solares muitas vezes foram atribuídos aos raios ultravioletas.

A ciência médica indiana considera o sol como a origem de uma energia mais sutil, chamada *prâna*, isto é, força vital bioplásmica. Essa energia é considerada como muito benéfica e vitalizante pela manhã, no momento em que o sol nasce. É portanto recomendável assistir cada manhã, tanto no verão como no inverno, ao nascer do sol.

Mesmo que este se encontre escondido por algumas nuvens, os efeitos benéficos do *prâna* matinal se manifestarão na qualidade da respiração. De acordo com a ciência ocidental, as seguintes virtudes terapêuticas são atribuídas aos raios solares (incluindo os raios ultravioletas):

- estimulação de todas as funções do corpo;
- estimulação da digestão e da assimilação;
- efeito positivo sobre a circulação sangüínea;
- efeito positivo sobre a circulação da linfa;
- regeneração da pele;
- pigmentação natural da pele; tisnado (e não bronzeado);
- aceleração da eliminação pelos poros da pele;
- ação sobre o processo de síntese da vitamina D (anti-raquítica);
- ação bactericida;
- ação analgésica.

Grandes melhoras são notadas nas doenças crônicas, assim como nas perturbações psíquicas e emocionais, antigamente chamadas de "doenças de langor".

Como então tomar banhos de sol, sem por isso perder muito tempo ou se superexpor aos raios solares? A que hora aproveitar dessa terapia natural? A essas perguntas, a ciência médica da Índia responde de uma forma precisa e eficaz. O banho de sol da manhã pode revolucionar a sua vida e proporcionar-lhe uma energia insuspeita. Eis, portanto, as regras da verdadeira helioterapia:

— Levantar-se cerca de 15 minutos antes do nascer do sol. Não comer nada nesse momento (nem o desjejum, nem café).

— Evacuar as necessidades naturais e, depois, tomar rapidamente uma ducha de água morna e enxugar-se.

— Abrir a seguir uma janela virada para Este (ficar na sala, salvo no verão) e começar docemente a se despir. No inverno, o cômodo deverá estar bem aquecido. Deixar que a pele se acostume com a temperatura. Deitar-se sob o sol, completamente nu e exposto à luz do dia nascente.

— Respirar fundo, usando o ventre, o tórax e o alto dos pulmões (respiração completa).

— Centrar a atenção sobre o estado de harmonia existente entre você e a luz do dia que nasce.

— Nas primeiras semanas, você poderá expor o seu corpo de 3 a 4 minutos; depois, 10 minutos nas semanas seguintes (o máximo de 20 minutos). A pele se cobrirá logo de um ligeiro tisnado marrom, que nada tem a ver com o bronzeado fugaz e excessivo das praias no verão.

— Depois, entregue-se às suas ocupações: desjejum, trabalho, etc. Seria bom, nesse momento da manhã, ter à vista algumas flores brancas e vermelhas, cuja cor e essências *sattvicas* (puras — harmonizantes, em sânscrito) recarregam a energia sutil. De todas as flores, o lótus e as rosas são as que possuem maior poder energético, de acordo com os textos médicos hindus.[3]

Podemos notar, aqui, que as flores mais coloridas muitas vezes são as que têm menos perfume; e que as flores mais perfumadas muitas vezes são as que têm menos cor. Os textos indianos dizem que o pólen das flores ativa a energia sutil do homem pelo canal do sentido do olfato e estabelece um elo psíquico entre o homem e o reino vegetal. Todo um sistema de cura homeopática pelas flores foi formulado na Grã-Bretanha pelo genial Edward Bach, cuja obra é muito pouco conhecida na França. Em geral, os remédios do doutor Bach são utilizados para resolver perturbações psicossomáticas.

Outros textos tântricos indianos afirmam que carregar consigo flores em guirlanda aumenta o tônus geral. Esses textos afirmam que as flores agem, trazendo sua própria coloração para nossa energia sutil (eletromagnética) e purificando-a. Isso parece confirmado pelas tradições do mundo inteiro, onde a oferenda de flores constitui uma prova de pureza.

---

3. Na medicina chinesa, notamos que o lótus acalma os nervos e fortalece os rins, e que a rosa equilibra o coração e limpa o corpo das toxinas. A água de rosa acrescentada aos alimentos acalma o coração e tonifica a energia e os olhos.

5. Pedras preciosas, cores e saúde

A ação psicofisiológica das pedras preciosas é conhecida desde a Antigüidade. No Oriente, as lendas se multiplicam em torno de pedras que curam, que dão sorte (ação psicológica) e que matam os seus proprietários. As pedras constituem um refinamento único do mundo: suas cores são puras, inalteradas e inalteráveis. A pureza de sua cor é revelada pelo prisma. Por isso, as pedras têm uma grande capacidade de absorver e de refletir a luz.

A explicação do efeito das pedras preciosas sobre o nosso organismo é dado nos antigos textos védicos: existiria uma inter-relação entre as vibrações emitidas pelas pedras e a energia interna do homem (chamada, nos textos antigos, de *fogo interior*). Segundo hipóteses geológicas recentes, as pedras teriam saído de um resfriamento bastante lento de certas matérias minerais. Há, portanto, uma estreita ligação entre o fogo da terra (o magma) e a energia vital do homem.

Numerosos textos tibetanos e hindus antigos mencionam o uso terapêutico das pedras preciosas: o *Mahabarata*, o *Agni purana*, o *Ayur-veda*. Na medicina chinesa, o *Pentsao King* menciona várias pedras preciosas cujo uso é reservado aos arboristas orientais, que prescrevem essas pedras por via interna em doses medidas, sob a forma de pó e de calcinações. Do ponto de vista da medicina tradicional indiana, as pedras preciosas transmitem uma energia particular, que varia do neutro (*sattívico*): cor branca, ao ativo (*rajásico*): cor vermelha, ao passivo (*tamásico*): cor negra.

Todas as pedras, seja qual for a sua cor, variam dentro dessa escala. Duas regras importantes devem ser lembradas:

As pedras devem ser naturais (nada de pedras sintéticas).

A pele deve tocar pelo menos uma pequena ponta da pedra (o anel que serve de suporte para a pedra deveria ser furado de modo que a pele toque a pedra).

Eis as propriedades das sete pedras preciosas mais comumente utilizadas:

A esmeralda (cor verde): estimula, sobretudo, a fraqueza do sistema nervoso. Essa pedra é tônica e estimula o sistema de defesa contra as toxinas. Ela também é aconselhada nos casos de anemia, perda de memória, edemas, hemorragias e esterilidade. Esse enfeite também estimula o apetite.

O **diamante** (cor índigo): essa pedra age sobretudo no nível do sistema gênito-urinário: perturbações venéreas, perturbações urinárias, retenção de água, infecções da bexiga, impotência, obesidade. Uma ação positiva sobre o fígado e sobre a visão (a relação fígado/olhos também existe na medicina tradicional chinesa) completa a ação benéfica do diamante.

O **rubi** (cor vermelha): exerce uma ação doce e regeneradora. Aumenta a memória, o apetite e estimula lentamente todo o metabolismo. Na Índia, essa pedra é considerada como apta para aumentar a longevidade. Ela também exerce uma ação positiva sobre a virilidade e a qualidade do esperma. Na medicina ayur-védica, ela aumenta o *pitta* e o *vayu*, os dois princípios que correspondem ao fogo e ao vento na medicina chinesa. O rubi também acalma as diarréias e age favoravelmente sobre as perturbações cardíacas crônicas.

O **topázio** (cor amarela): exerce uma influência oposta à dos rubis: refresca e acalma os humores do corpo. Purifica o sangue de suas impurezas, assim como a pele, acalma as sensações de pruridos (eczema), assim como as impressões de queimadura do ânus, reforçando igualmente a memória e dá um tom brilhante à pele. Na medicina ayur-védica, ele puririfica o *hapha* e o *vata*, os dois princípios que correspondem ao vento e ao flegma.

As **pérolas** (cor laranja): esse ornamento de origem animal também é de ação refrescante. Sua ação é notável nas febres crônicas, tais como a tuberculose ou as febres tropicais. A pérola também é um tônico geral, aconselhado aos temperamentos sangüíneos biliosos e coléricos: aumenta razoavelmente o apetite e fortalece o sentido da visão. As pérolas tranqüilizam o espírito e acalmam as angústias. São indicadas especificamente para as palpitações cardíacas, sobretudo se forem de origem nervosa. De uma forma mais sintomática, a pérola acalma as sensações de queimadura sob a planta dos pés.

O coral (cor amarela): de origem animal, o coral exerce uma ação estimulante sobre o *pitta* (o fogo da medicina hindu), isto é: renova o sangue. É, portanto, particularmente recomendado às mulheres grávidas, às crianças anêmicas e aos raquíticos cujo crescimento está retardado. A estrutura óssea fica reforçada pela sua ação. A ação favorável do coral também se exerce sobre a má digestão e sobre a eliminação das toxinas do corpo; ele purifica os três princípios fundamentais (os três *doshas* da medicina ayur-védica): o fogo, o vento e o flegma (ver anexo II).

A safira (cor azul): é aconselhada sobretudo nas perturbações da pele e nas dores: eczema, reumatismo, gota, lumbago, psoríase. Também estimula as defesas contra a coriza e os resfriados. Na medicina tradicional indiana, ela purifica o vento.

As cores atribuídas a essas pedras correspondem mais às suas simpatias planetárias do que às suas cores aparentes. Além do mais, é interessante precisar que podemos nos contentar com pedras semipreciosas; o importante é que elas sejam verdadeiramente naturais.

6. O método dos frascos coloridos

Usem garrafas já coloridas "no vidro" se possível (vermelhas, azuis, laranjas, etc.) ou, na falta delas, garrafas pintadas com tinta translúcida (vitral), que pode ser encontrada nas papelarias e nas lojas especializadas em pintura artística.

A garrafa deve ser enchida com água pura (água de fonte, água da cidade de excelente qualidade, água mineral pouco mineralizada: Volvic, Charrier, Mont-Roucous) e exposta diretamente aos raios do sol durante quatro horas, pelo menos. Quanto mais a água ficar exposta, mais ela ficará "carregada".

Evidentemente, a água não se tinge com a cor que lhe serve de filtro, mas se carrega de certas vibrações como o sublinha o pesquisador Franz Bardon: *"o elemento líquido atrai o magnetismo... não somente a água, mas toda espécie de líquidos"*.

De acordo com o método hindu ayur-védico, o máximo de saturação em vibrações é obtido ao cabo de quatro horas de exposição ao sol. Precisemos, todavia, que a luz penetra mesmo que o tempo esteja nublado.

Deve-se tomar dois ou três frascos por dia dessa água "solarizada", de preferência em jejum, antes das refeições, engolindo docemente gole a gole.

A fim de saber que tipo de garrafa colorida você deve usar, convém consultar o capítulo a respeito das propriedades curativas das cores assim como o índice terapêutico (cap. V).

Você também pode, em caso de dores ou de problema cutâneo, expor óleo de amêndoa doce numa garrafa colorida e massagear docemente a zona atingida (de cima para baixo):

— óleo solarizado com vermelho para reaquecer o corpo;

— óleo solarizado com azul, índigo ou violeta para acalmar as dores;

— óleo solarizado com amarelo e turquesa, alternativamente, para os problemas da pele.

7. A lâmpada de cromoterapia

É impossível, pelo que sabemos, encontrar atualmente no mercado francês lâmpadas de cromoterapia. Em compensação, na Grã-Bretanha, o Instituto Hygiea fornece dessas lâmpadas a preços bastante elevados.

A melhor maneira de encontrar uma lâmpada dessas é construí-la você mesmo (veja ilustração na página seguinte):

Escolher primeiro uma ampola de 300 watts (cuidar para que a potência de sua instalação elétrica seja suficiente) ou, na falta dela, uma lâmpada de 150 watts. Fixá-la sobre uma prancheta de madeira por um soquete adaptado, e ligar tudo ao setor. Colocar na frente dessa lâmpada, a uma distância de cerca de 20 ou 30 cm, dois suportes de madeira formando uma garganta que poderá receber vidros coloridos. Esses filtros coloridos podem ser encontrados entre os fornecedores de material para espetáculos. A luz da ampola, atravessando o filtro, ficará colorida com a cor desse filtro.

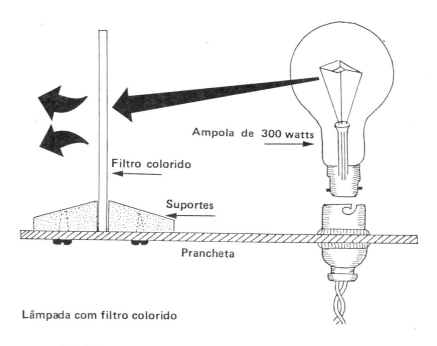

Lâmpada com filtro colorido

Na falta desse material, nós lhe aconselhamos a comprar diversas variedades de lâmpadas coloridas, dessas que servem para os *spots* luminosos dos ambientes. Contudo, a cor e a potência dessas lâmpadas às vezes deixam a desejar.

A segunda solução proposta, que consideramos como a melhor, é, sem dúvida, mais onerosa: o uso de um projetor e de diapositivos (veja figura na página seguinte). Esses diapositivos podem ser realizados fotografando papéis de desenho fosco e coloridos. Várias experiências devem de ser feitas antes de conseguir cores puras, mas com esse sistema é possível obter todas as variações de tons desejados.

A utilização da lâmpada de cromoterapia está descrita no capítulo V.

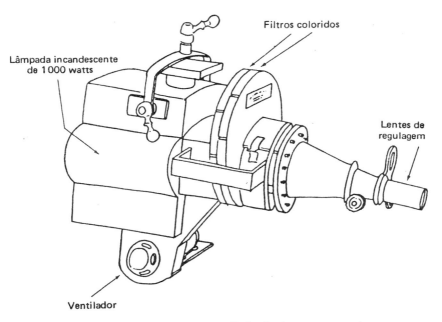

Exemplo de uma lâmpada sofisticada de cromoterapia:
o aparelho de Dinsha, construído nos E.U.A.

8. A visualização das cores

A mente possui o poder de visualizar sem suporte exterior, graças à faculdade da imaginação. Essa faculdade natural pode ser reforçada graças a certos métodos conhecidos da antiga Índia, métodos pertencentes à tradição do tantra e da ioga. Esses exercícios lhe proporcionarão três resultados bem definidos:

— O desenvolvimento de sua faculdade de imaginação.

— Uma maior quietude do espírito, facilitando o relaxamento.

— Um efeito psicossomático benéfico à saúde.

Todos os grandes filósofos, poetas e cientistas têm uma grande faculdade de visualização criadora. As doutrinas orientais nos ensinam que a visualização nos leva a camadas muito profundas da consciência, onde a sabedoria natural se manifesta e onde o inconsciente se embebe das sugestões positivas propostas por nosso consciente. Esses métodos foram chamados de "visualizações criativas" pelos antigos iogues. Um dos mais importantes livros de sabedoria hindu, o *Kena Upanishad*, diz : "*Através do conhecimento, o espírito obtém poderes; através da visualização interior, ele atinge a eternidade*".

O método tradicional que nós lhe propomos põe em obra três processos simultâneos: a visualização de uma luz colorida, a respiração profunda e o relaxamento. Experiências recentes dos doutores Brosse, Abresol e Motoyama mostram, de forma irrefutável, que a respiração profunda e ritmada produz efeitos benéficos sobre o sistema cardiovascular e modificações sensíveis das ondas E. E. G.,* emitidas pelo cérebro (mensuráveis graças ao eletroencefalógrafo). Os textos antigos atribuem propriedades vitalizantes ao ar inspirado conscientemente, porque este contém uma força universal: o *prâna* (ver o capítulo I). A respiração ióguica permite um verdadeiro banho de juvença no oceano de prâna que banha toda criatura.

Eis, portanto, o método completo de visualização das cores:

— Isolar-se numa sala calma e bem arejada. A temperatura deveria ser agradável: nem muito fria, nem muito abafada. Fazer queimar um pouco de incenso leve (*lótus* ou *sândalo*). As melhores horas para praticar esse relaxamento são ao nascer e ao pôr-do-sol, mas o importante é, sobretudo, ter tido tempo de digerir bem (ou estar com o estômago vazio).

— Deite-se por terra na posição de Shavasana, isto é, de costas, as pernas ligeiramente afastadas uma da outra, as palmas das mãos voltadas para cima. Nenhum cinto ou roupa justa deve tolher seus movimentos. Feche os olhos e deixe o corpo se distender. Todo método de distensão pode então ser aplicado: ioga, Schultz, sofrologia, etc. Nós lhe aconselhamos a seguinte progressão, caso você não conheça nenhuma técnica de relaxamento: contrair ligeiramente e depois distender cada grupo de músculos do corpo, a começar pelos pés, terminando na cabeça. Esse relaxamento vitalizante não toma mais do que um ou dois minutos.

* Ondas eletroencefalográficas.

— Agora, tome consciência dos ruídos que existem, sejam quais forem o silêncio e a calma que envolvem a sala onde você se encontra. Deixe que sua atenção passeie de um ruído a outro, sem jamais se fixar (cerca de um minuto).

— Feche os olhos e leve docemente a sua atenção para a sua respiração, mas sem modificá-la. Diga mentalmente para si mesmo as seguintes palavras, ritmando-as com a sua respiração: "*Estou inspirando... estou expirando...*" Evite qualquer intervenção voluntária sobre a sua respiração e deixe que ela se acalme sozinha (cerca de um minuto).

— Comece, agora, o verdadeiro processo de visualização: imagine que cada inspiração está carregada de vibrações luminosas da cor escolhida de acordo com o índice terapêutico do capítulo V, ou de acordo com as instruções dadas abaixo neste mesmo parágrafo. A cada uma de suas inspirações, imagine e "sinta" o ar colorido penetrar em seu corpo pelo nariz (sensação do ar nas narinas), e depois se difundir por todas as partes do corpo. Retenha o ar por um ou dois segundos, visualizando o corpo inteiramente composto de células e de órgãos coloridos pelo matiz escolhido. Depois, deixe que o ar saia docemente, naturalmente. Efetue essa visualização durante cerca de três minutos com grande intensidade, mas desprovida de tensão.

— Relaxe-se livremente durante cerca de um minuto e dirija docemente o seu mental para o exterior; mexa alguns músculos, levante-se sem pressa e retome as suas ocupações cotidianas.

A escolha da cor a visualizar deve ser realizada procurando no índice terapêutico do capítulo V a perturbação contra a qual você deseja agir, ou consultando as propriedades terapêuticas das cores no capítulo III.

Contudo, eis outro método que se presta muito bem à visualização das cores, tal como vem descrita no *Prajnopava*, texto médico-tântrico que data de cerca de 1.000 anos. Depois de ter iniciado o relaxamento pela tomada de consciência dos músculos e dos ruídos exteriores, depois de ter dirigido sua atenção passiva para a sua respiração, imagine agora que a superfície de sua pele representa uma sucessão de colinas e de vales... que suas artérias e veias são torrentes... que seus órgãos internos são templos... que seus cabelos são árvores... que o olho direito representa o sol e o esquerdo a lua... Imagine agora o seu corpo como sendo inteiramente constituído de energia pura e luminosa. A cada inalação, imagine a força de vida (*prâna*) penetrar cada célula de seu corpo e distribuir sua energia colorida de acordo com a seguinte ordem:

Energia azul-esmeralda, para reforçar o *prâna* e vitalizar a respiração e a circulação sangüínea (30 segundos).

Energia vermelha, para vitalizar o sistema nervoso (30 segundos).

Energia laranja, para vitalizar a digestão e a assimilação (30 segundos).

Energia branca-azulada, para fortalecer os músculos e o esqueleto (30 segundos).

Energia vermelha-alaranjada, para fortalecer os órgãos encarregados das excreções (bexiga, intestinos) (30 segundos).

A seguir, termine a visualização e retome docemente as suas atividades habituais.

Essa vitalização, muito eficaz, permite uma recarga rápida do tônus geral e um despertar dos cinco sentidos. O método baseia-se nas cinco funções principais do corpo humano, de acordo com a concepção da medicina ayur-védica: *Prâna, Udana, Samana, Vyana, Apana*.

As doutrinas hindus comportam também uma verdadeira terapia das emoções pela visualização de cores no nível do plexo solar e do coração. Um antigo texto, atribuído ao grande iogue Shiva, estabelece: "*As emoções podem ser domadas e participar da tranqüilidade interior. Os diferentes sentimentos e emoções estão ligados às experiências do indivíduo e agem sobre o seu equilíbrio físico. As emoções estão ligadas ao mundo das cores, dos sons, das formas e das estações. O espírito fértil do homem é um jardim povoado de árvores de toda espécie, cujas emoções alimentam frutos doces ou amargos. Por exemplo: existe uma classificação cosmológica baseada nas emoções: o sentimento amoroso está ligado ao verde, o humor ao branco, a compaixão ao cinza, a cólera ao vermelho-escuro, o heroísmo ao laranja, o espanto ao amarelo e a repugnância a um certo tipo de azul... Visualizando esses sentimentos acompanhados de sua cor e usando os métodos tradicionais de respiração, pode-se canalizar e transformar, conscientemente, essas emoções...*"

Esses textos antigos constituem uma prova da experiência acumulada pelos iogues que conheciam, bem antes da invenção da palavra, o bom uso da psicossomática.

CAPÍTULO IV

O balanço da saúde pelas cores

1. As cores refletem nossas variações de energia

Toda perturbação física ou emocional causa variações bioquímicas que se objetivam pela tez, o brilho da pele e por certos sinais precisos (sobre a língua e os olhos, por exemplo). Os médicos tradicionais do Oriente estabeleceram um sistema preciso de decodificação das perturbações da saúde pela observação da mudança de todos esses sinais exteriores e, em particular, das variações de cor dos diferentes órgãos externos.

De uma forma mais sutil, e mais difícil também, é possível, de acordo com antigos textos hindus, chineses e tibetanos, ver as cores do corpo de energia que a escola teosófica chama de *aura humana;* esse estudo constituirá o objeto de outro parágrafo.

2. O balanço da saúde pela observação das cores do corpo humano

Esse método faz parte integrante do diagnóstico chinês da energia e de uma de suas fases principais: a observação.

De acordo com o *Nei King*, livro básico da acupuntura que data de mais de 2.000 anos, os 5 órgãos principais e vitais do corpo humano estão em íntima relação com as 5 forças dinâmicas da natureza (os 5 elementos) e com as 5 cores primordiais:

— O fígado está relacionado com a cor **verde** e o elemento madeira.

— O coração está relacionado com a cor **vermelha** e o elemento fogo.

— O baço está relacionado com a cor **amarela** e o elemento terra.

— Os pulmões estão relacionados com a cor branca e o elemento metal.

— Os rins estão relacionados com a cor negra e o elemento água.

A cor da pele varia de acordo com o estado interno dos órgãos; citemos o *Nei King*: "*a tez amarela-alaranjada ou vermelha indica uma perturbação de bloqueio da energia (afecção yang). A tez branca indica um vazio de energia e de sangue (afecção yin). A tez verde-escura indica a dor...*".

Examinemos, uma após outra, as cores patológicas do rosto:

a) A tez verde

A presença de uma tez esverdeada é o sinal de uma congestão da energia (**chi**) e do sangue causada por um resfriamento ou por dores.

Se a tez é realmente verde, trata-se de um esgotamento do fígado. Se a tez se escurece, é um sinal de gravidade.

b) A tez vermelha

Se a vermelhidão do rosto é acompanhada de febre intermitente, trata-se de um excesso de calor no interior do corpo. É preciso refrescar os órgãos internos.

Se o rosto mostra um vermelho vivo, há bloqueio da energia positiva (*yang*) no interior do corpo. É preciso soltar a transpiração.

Se o rosto está cor de púrpura e os pés e as mãos frios, há deficiência de energia no coração.

c) A tez amarela

Uma ligeira coloração amarela é normal. Em contrapartida, uma tez amarela forte indica a presença de umidade no interior do corpo (excesso de água).

Se a tez é de um amarelo sujo, trata-se de uma perturbação do baço (má assimilação).

d) A tez branca

Se a tez branca é acompanhada de magreza, trata-se de um sangue pobre (anemia).

Se a tez branca é acompanhada de inchação e de intumescência, há falta de energia (chi).

Se a tez é branca "como osso de choco", os pulmões estão esgotados.

A tez branca representa muitas vezes a presença de deficiência e de frio.

e) A tez negra

Se a tez está muito escura como carvão, trata-se de esgotamento hereditário de energia (fadiga grave e profunda). A tez escura indica perturbação e fadiga dos rins e, em particular, esgotamento da energia positiva (yang).

É possível fazer o balanço da saúde observando as cores dos olhos e da língua:

f) Cores dos olhos (das conjuntivas, o "branco dos olhos"):

Olhos vermelhos: bloqueio da energia, calor, perturbações do fígado ou do coração.

Olhos amarelos: perigo de icterícia, perturbação do baço.

Olhos azulados: perturbações dos pulmões.

Olhos negros: perturbações dos rins.

Olhos alaranjados: perturbações no peito.

Olhos verdes: perturbações na altura do fígado.

g) Exame da língua

É preciso distinguir a cor da língua da cor da camada que a recobre. Examinamos a língua unicamente à luz do dia:

Revestimento esbranquiçado: resfriado.

Revestimento amarelado: perturbação mais profunda, de origem alimentar ou emocional.

Revestimento cinza ou negro: perigo.

Língua rosa-pálido: coração, baço, sangue e energia são deficientes (anemia).

Língua rosa-escuro: fogo (excesso de yang) no organismo, e em particular no coração, se o alto da língua está dessa cor.

Língua violeta e manchada: alcoolismo ou golpe de frio violento.

Língua índigo e brilhante: sinal grave de esgotamento de energia e do sangue (do yin e do yang).

h) O índice das crianças

Um exame especial do índice permite detectar perturbações nas crianças de menos de quatro anos. Pegar o dedo indicador direito da criança com o polegar molhado em água fria. Friccionar as duas extremidades: uma coloração irá aparecer sobre uma das três falanges:

Coloração normal: vermelha e amarela (boa saúde).

Coloração vermelha: excesso de calor: febre, obstrução digestiva, etc.

Coloração amarela: ataque de umidade e fadiga do baço.

Coloração violeta: calor.

Coloração negra: acesso tóxico.

Coloração azul: acesso de frio.

Coloração esbranquiçada: falta de energia (yang).

Se a **primeira falange se colore**: pouco grave.
Se a **segunda falange se colore**: bastante grave.
Se a **terceira falange se colore**: grave ou hereditário.

3. Interpretar as cores do corpo energético (aura)

A escola indiana do Tantra reconhece que o homem, enquanto alma (*jiva*) encarnada, é representado por um halo de energia azul luminoso e claro. O estado de meditação profunda (*nirvikalpa samadhi*) é descrito pela maioria dos iogues como acompanhado da visão desse azul luminoso. Num grau superior, cada estágio energético do homem é acompanhado de uma irradiação energética, e o conjunto dessa vibração compõe uma cor pessoal indicativa do estado de saúde e a evolução do ser encarnado. Essa idéia foi retomada pelos pesquisadores teósofos e, em particular, por Leadbeater.

Depois, algumas pesquisas modernas parecem confirmar a validade de uma emanação energética do corpo, ou *aura*:

1) A fotografia Kirlian permite fixar um halo energético em torno do homem vivo, e diferentes interpretações patológicas da cor e da forma desse halo são dadas, particularmente, pelo doutor Thelma Moss.

2) Experiências oficiais chinesas provam que radiações mais fortes que a do comum dos mortais são emitidas pelos velhos praticantes dessa ioga chinesa da energia chamada Chi Kung.

Como, então, ler as *auras*? Antes de mais nada, é preciso saber que muito poucas pessoas são capazes de vê-las nas condições habituais de luminosidade. Portanto, se você quer ver as auras, terá de observar certo número de condições descritas a seguir. Por outro lado, não devemos esquecer que temos a nossa própria luminosidade, e que só vemos as auras dos outros através de uma cor pessoal, que deforma um pouco a visão das auras. Os quadros de interpretação que damos abaixo deverão portanto ser reajustados de acordo com a sua experiência.

a) Como tentar ver as auras?

Isolar-se numa sala escura mergulhada numa penumbra. Peça à pessoa que se coloque a uma distância de quatro metros à sua frente, diante de um fundo claro (tela, tapeçaria clara, parede branca).

Fixe o olhar na altura da cabeça da pessoa estudada, deixando contudo os olhos olhar para o infinito, sem tensão. Tente não fechar os olhos, evitando ficar com o olhar tenso, e espere... Depois de alguns segundos, você poderá discernir como que uma névoa ligeiramente colorida desenvolvendo-se de 20 a 30 cm em torno da silhueta. Uma outra aura, menor e mais brilhante, pode ser detectada a alguns centímetros do corpo.

Contudo, a interpretação das auras é algo difícil; existe uma grande diferença entre ver uma simples bruma ao redor do corpo e distinguir nitidamente uma cor. Se o processo não funcionar sobre fundo claro, deve-se tentar com um fundo escuro.

b) As interpretações das auras

Eis as principais interpretações dadas pelos iogues a respeito das auras:

— Cor vermelho-escuro: cólera, sensualidade.

A aura na medicina ─────────────────────────→

Embora a medicina ortodoxa não reconheça a existência da aura, certo número de médicos explorou, contudo, esse aspecto do ser humano. Um dos primeiros a fazê-lo foi o doutor Walter Kilner, chefe do serviço de eletroterapia do Hospital Saint-Thomas, de Londres. Ele conhecia os textos teosóficos que tratavam da aura e do duplo etérico. Em 1808, ele começou a usar telas de diciamina para tornar a aura visível. O filtro utilizado tinha a propriedade de tornar o olho humano sensível a vibrações normalmente imperceptíveis. Por esse meio, Kilner pôde observar a aura de seus pacientes. Em 1911, ele publicou suas descobertas numa obra intitulada *A Atmosfera Humana*. Nela, ele afirmava que a aura possuía componentes internos e externos que a modificavam em caso de doença. Nada indicava que ele tenha podido ver os chakras; talvez, através de seu filtro, ele não discernisse mais do que o aspecto mais grosseiro da aura. Evidentemente, os fenômenos observados eram de natureza física, e nada tinham de oculto. Recentemente, o doutor John Pierrakos, diretor do Instituto de Análise Bioenergética de Nova York, pôde observar diretamente as auras, sem a ajuda de telas. Suas observações estão muito próximas das de Kilner, e ele também passou a integrá-las em seus diagnósticos. Outro médico em evidência, o doutor Shafica Karagulla, trabalha com pessoas clarividentes que podem discernir os campos áuricos e os chakras. Tendo em vista suas descrições, parece que as alterações que afetam os chakras e os corpos sutis estão em relação direta com as doenças notadas na ficha médica dos pacientes. Em muitos casos, os videntes detectam na tela as evoluções patológicas antes de sua manifestação fisiológica.

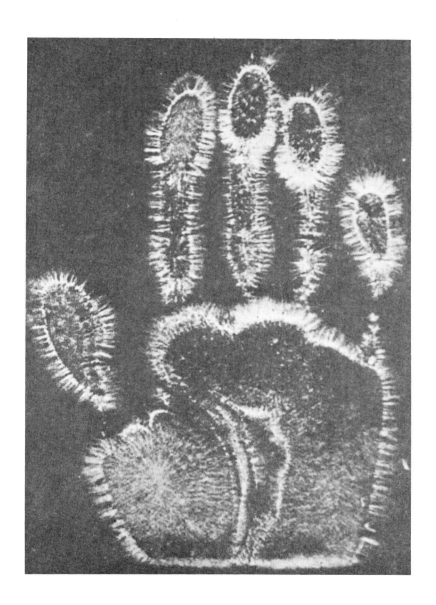

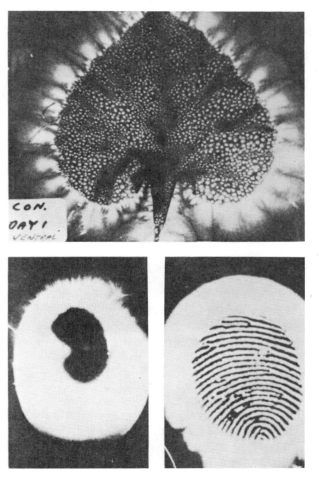

Clichês de auras, extraídos do livro de Thelma Moss: *The Probability of Impossible* (Editions Tarcher, Los Angeles).

— Cor **violeta-escuro**: deficiência dos nervos e do cérebro.
— Cor **azul-claro**: fadiga, senilidade.
— Cor **branca**: vitalidade, força.
— Cor **negra**: tristeza, neurastenia.
— Cor **incerta**: intoxicação, perturbação da saúde.
— Cor **cinza**: depressão.

4. O método de Eeman

O método de Eeman[1] baseia-se na visualização de diferentes cores. Se uma das cores é perturbada, a pessoa terá dificuldade para visualizar e sua respiração se tornará irregular. Será preciso então notar a cor que está causando a perturbação e tratar de irradiar a cor complementar.

a) Como fazer

— Deitar a pessoa sobre um divã.
— Deixá-la relaxar-se durante alguns minutos.
— Pedir-lhe que visualize, sucessivamente, as sete cores fundamentais em sua ordem decrescente, do violeta ao vermelho.
— Demorar 30 segundos de visualização por cor.
— Tomar nota da cor que mais perturba a respiração.
— Notar também de que forma a respiração é modificada (para mais, para menos, etc.).
— Tratar segundo o processo normal de cromoterapia, irradiando com a cor complementar.

b) Interpretação

A relação cores/órgãos é a seguinte:

---

1. Homeopata alemão do início do século.

PERTURBAÇÃO	COR	COR PARA TRATAMENTO
Ossos	Verde	Vermelho
Cérebro	Violeta	Índigo
Nervos	Amarelo	Violeta
Circulação do sangue	Azul	Vermelho
Coração	Laranja	Violeta
Rins	Índigo	Vermelho
Pele	Índigo	Vermelho
Pulmões	Amarelo	Violeta
Glândulas endócrinas	Violeta	Laranja

5. As cores e a medicina esotérica

A medicina esotérica é originária dos trabalhos dos alquimistas e dos astrólogos da Idade Média. Numa época na qual a O.M.S. (Organização Mundial da Saúde) apresentou vários relatórios favoráveis para a redescoberta dos métodos dos curandeiros e dos "feiticeiros", essa medicina esotérica não pode ficar sem comentário. Com efeito, as cores representaram nela um papel importante, sobretudo por essa relação, estabelecida pela astrologia médica, entre as plantas, os sons e as cores. Eis, a seguir, um quadro recapitulativo dessas relações.

Essas relações constituem um traço comum entre as tradições do Oriente e do Ocidente, que reconheciam o valor curativo das cores associada ao tema de nascimento (astrologia medicinal) e aos sons (musicoterapia).

Para os alquimistas, a luz se dividia em três cores principais: o vermelho, o azul e o amarelo, que são as três cores fundamentais, que correspondem respectivamente ao Espírito, à Alma e ao Corpo, ao enxofre, ao mercúrio e ao sal.

CORRESPONDÊNCIAS E ANALOGIAS ENTRE PLANETAS, CORES, SONS E PERFUMES

PLANETAS	CORES	SONS	PERFUMES
Sol	Amarelo-ouro	Mi	Heliotrópio, hamamélis, limão
Marte	Vermelho-vivo (Áries) Vermelho-escuro (Escorpião)	Ré	Absinto, alho, menta
Saturno	Negro, marrom	Si	Urze, samambaia, dormideira, pinheiro
Júpiter	Violeta, azul-claro	Dó	Benjoim, eucalipto, goivo, manjerona
Lua	Branco, prata-esverdeado	Lá	Cânfora, íris, sândalo, nenúfar
Mercúrio	Irisado-cinza (Gêmeos) Violeta-negro (Gêmeos) Verde e cinza (Virgem)	Sol	Acácia, couve-flor, genebra, junquilho, verbena
Vênus	Verde-amarelo (Touro) Rosado (Balança)	Fá	Ciclâmen, jacinto, lilás, lírio, laranjeira, rosa, violeta

Netuno	Azul-claro, violeta	Mi bemol	Samambaia
Urano	Negro-malva	Si bemol	Rosmaninho
Plutão	Desconhecida	Lá bemol	Narcotile
Proserpina	Desconhecida	Ré bemol	Desconhecido
Vulcano	Desconhecida	Sol bemol	Desconhecido

6. O método de Thimothy Ronalds[2]

Essa prática, ensinada por um jovem inglês, é um antigo método taoísta. No momento de se deitar, quando o quarto é mergulhado na escuridão, um minuto depois de apagada a luz, é possível observar, com os olhos fechados, manchas luminosas que desfilam diante dos olhos. Eis a interpretação dada pelos antigos chineses:

Série de cores amarelas agressivas: perigo de doença infecciosa.

Série de cores vermelhas como sangue: grande nervosismo e atividade intensa.

Série de círculos malvas: perigo de doença grave.

Série de manchas verdes: harmonia e estabilidade nervosa.

De fato, a interpretação só pode ser feita pessoalmente, com tempo e experiência.

7. O diagnóstico pela radiônica

O método de diagnóstico pela radiônica é um tema pouco co-

---

2. Ronalds é um jovem inglês que fundou, há quatro anos, uma escola do "Yoga dos Sonhos", adaptando algumas antigas técnicas da ioga chinesa (*Nei-King*).

nhecido na Europa, e deu lugar a numerosas controvérsias e más interpretações além do Atlântico.

Contudo, dois grandes pesquisadores já o utilizaram com sucesso: os doutores Abrams e De la Warr. Retomemos a definição precisa do doutor William Tyler, médico na Stanford University: *"A idéia básica da radiônica é a de que cada indivíduo, organismo ou mineral, emite ou absorve a energia segundo um certo tipo de ondas, cujas características são pessoais (geometria, freqüência, tipo de radiação)... quanto mais evoluído o indivíduo, mais complexa é a forma de emissão..."*

Os aparelhos de radiônica, finalmente, são emissores de certos tipos de ondas que permitem, por um fenômeno de harmonia vibratória próxima da radiestesia, harmonizar as ondas pessoais do pesquisador com a desta ou daquela pessoa. Realizado esse acordo de simpatia, é então possível procurar quais são as freqüências que estão perturbadas no doente. A freqüência de vibração de um órgão particular pode ser avaliada de uma forma numérica. Se o órgão do paciente não corresponde a um padrão determinado, há perturbação do órgão.

No início deste século, o doutor Abrams, neurologista de San Francisco, desenvolveu os primeiros princípios da radiônica, constatando que, de acordo com os problemas de seus pacientes, um som diferente era emitido pelo abdômen por ocasião da auscultação e da percussão do mesmo.

Abrams pensou que os átomos da zona perturbada emitiam certo tipo de vibrações e que essa vibração podia servir de diagnóstico para a perturbação da saúde. Abrams utilizou assim uma simples resistência elétrica munida de um condensador e procurou medir as respostas obtidas com seus pacientes. Ele foi também o primeiro a utilizar o diagnóstico à distância, utilizando mata-borrões manchados com uma gota de sangue de seus pacientes. Nascia assim a radiônica, que logo foi chamada de "radiestesia eletrônica".

Numerosos instrumentos modernos de radiônica utilizam as vibrações do espectro colorido, em particular para o diagnóstico mas também para os tratamentos. A explicação do funcionamento desses aparelhos vai além do quadro deste manual de iniciação. O leitor interessado pela radiônica poderá ler a obra especializada *Dimensões da Radiônica*, de David V. Tansley, Editora Cultrix.

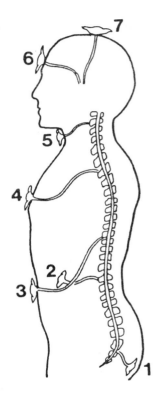

1 : chakra do cóccix
2 : chakra do umbigo
3 : chakra do plexo solar
4 : chakra do coração
5 : chakra da garganta
6 : chakra dos olhos
7 : chakra da cabeça

Resumo da localização dos 7 chakras humanos.

CAPÍTULO V

Índice terapêutico

1. O tratamento pelas cores

Para esse tratamento, deve-se construir uma lâmpada de cromoterapia (ver o capítulo III) e garrafas coloridas e agir:

a) Por via externa

Pela projeção de brilho colorido sobre as zonas indicadas (chakras ou centros de energia). Para sua localização, consultar as pranchas de ilustração sobre os chakras.

1	Muladhara chakra	Centro energético do sacro	Descobrir o cóccix e o sacro
2	Swadhistana chakra	Centro energético do abdômen	Descobrir o abdômen, do púbis ao umbigo.
3	Manipura chakra	Centro energético do plexo solar e do umbigo	Descobrir o umbigo e o plexo solar.

4	Anahata chakra	Centro energético do plexo cardíaco	Descobrir o tórax.
5	Vishuda chakra	Centro energético do plexo laríngeo	Descobrir a garganta.
6	Ajna chakra	Centro energético situado entre as sobrancelhas	Expor a base do nariz.
7	Sahasrara chakra	Centro energético situado no alto do crânio	Expor o alto do crânio.

Em geral, é indicado o tempo de tratamento. As sessões devem ser renovadas todas as horas nos casos agudos, e a cada duas nos casos crônicos.

Para se tratar, basta seguir o processo seguinte:

— Fechar as janelas e mergulhar a sala na escuridão.

— Deitar-se num leito ou divã.

— Descobrir a zona a ser tratada: costas, peito ou cabeça, correspondente ao chakra a ser tratado. Para o *Sahasrara chakra*, o alto da cabeça deve ficar de frente para a fonte de luz; para o *Ajna chakra*, só a cabeça fica descoberta. Para os outros chakras, descobrir e expor as costas sobre uma zona de cerca de 10 cm^2, tendo por centro o chakra a ser tratado. Para o *Muladhara chakra*, descobrir as partes sexuais, deitando-se sobre o ventre com as pernas dirigidas para a fonte luminosa.

— A temperatura da sala deve ser agradável: nem muito quente, nem muito fria.

— Acender a lâmpada de cromoterapia ou o projetor de diapositivos. A distância da lâmpada até o paciente deve ser de cerca de 2 a 3 metros.

— Ficar de olhos abertos por alguns segundos; depois cerrá-los, relaxando-se completamente.

— Visualizar a cor de tratamento como integrando-se a cada respiração num banho de ar colorido.

— Relaxar-se, dirigindo a consciência, sem tensão, para a zona em tratamento.

— Tomar dois minutos ainda de repouso depois de cada tratamento.

b) Por via interna

Absorver a água solarizada pela mesma cor que o tratamento durante toda a duração deste (2 a 3 copos por dia).

Ver o capítulo III, no parágrafo das garrafas coloridas.

2. Índice terapêutico*

Afonia: tratar com o índigo (luz) sobre a garganta durante 5 minutos; repetir a cada 4 horas; beber meio copo de água solarizada numa garrafa azul a cada 2 horas e fazer gargarejos com a outra metade (*Ajna chakra* — plexo cavernoso — Azul).

Alcoolismo: tratar a superfície ao redor do umbigo com vermelho por 10 minutos, e a fronte com azul por 15 minutos, uma vez por dia nos *casos agudos*. Usar a cor limão nos *casos crônicos* (*Anahata chakra* — plexo cardíaco — Violeta).

Amenorréia: tratar com azul por cerca de 10 minutos sobre o sacrum, sobre o baixo-ventre (à direita e à esquerda) e ao nível da grande tireóide, 2 vezes por semana (*Muladhara chakra* — plexo sacro — Azul).

Anemia: tratar com banhos de luz vermelha 10 minutos por dia, concentrar sobre os dorsais durante 5 minutos; beber um copo de água solarizada numa garrafa vermelha cada dia (*Manipura chakra* — plexo solar — Vermelho).

Anorexia: tratar com azul sob o umbigo, por cerca de 10 minutos.

Apendicite: tratar com azul e verde sobre o apêndice, 20 minutos (*Manipura chakra* — plexo solar — Azul).

---
* É preciso tratar as zonas indicadas *e* os chakras indicados para cada afecção.

Artrite: tratar a nuca (*Manipura chakra* – plexo solar – Vermelho).

Asma: nos adultos, o vermelho, o amarelo e o laranja podem ser utilizados. *Depois de um ataque*, usar o laranja. A água solarizada também é recomendada.

Nos casos agudos, usar o índigo ou o violeta. Tratar 15 minutos sobre o peito e o alto das costas (*Manipura chakra* – plexo solar – Vermelho).

Asma cardíaca: tratar com vermelho, 10 minutos, sobre o abdômen.

Asma das crianças: usar o vermelho sobre o pâncreas.

Asma dos fenos: tratar com o amarelo (luz) sobre o abdômen durante 10 minutos, depois à luz azul sobre o rosto e o peito durante 20 minutos (*Sahasrara chakra* – Verde).

Auto-intoxicação: tratar os intestinos.

Baço: tratar com amarelo sobre a região do baço durante uma hora e meia (*Manipura chakra* – Azul).

Bexiga: tratar com azul e depois com amarelo na base das costas, 10 minutos; beber um copo de água solarizada azul em caso de incontinência; usar luzes verdes e púrpuras (*Anahata chakra* – plexo cardíaco – Violeta).

Bócio: tratar à luz azul sobre a glândula tireóide 15 minutos por dia; beber um copo de água solarizada por dia (*Ajna chakra* – Azul).

Bronquite – Pneumonia: nos casos agudos, tratar com índigo, beber água solarizada à luz. Tratar o alto do peito sobre o esterno 10 minutos (*Ajna chakra* – plexo cavernoso – Azul).

Cálculos biliares: tratar com laranja (luz) sobre o abdômen (cerca de 2 cm do umbigo) durante 15 min.; beber água alaranjada solarizada (*Swadhistana chakra* – Laranja).

Cálculos renais: tratar com laranja (luz) durante 15 minutos, e beber da água solarizada (*Anahata chakra* – Laranja).

Calvície: tratar com azul sobre o couro cabeludo, 15 minutos cada dia (*Anahata chakra* — plexo cardíaco — Violeta).

Caspa: tratar com índigo sobre o couro cabeludo durante 10 minutos (*Vishuda chakra* — Índigo).

Catarata: tratar com índigo sobre os olhos por 10 minutos; tratar os intestinos (*Vishuda chakra* — plexo da laringe — Índigo).

Cegueira: quando não há dano orgânico, usar o verde durante 30 minutos duas vezes por dia ou o violeta durante 30 minutos, sob a 5ª vértebra dorsal (*Vishuda chakra* — plexo da laringe — Índigo).

Choque: tratar com o azul (luz) sobre a 6ª vértebra cervical durante 10 minutos e com o índigo sobre o peito durante 20 minutos. Tratar as extremidades (*Ajna chakra* — Azul).

Cólera: tratar com violeta sobre o abdômen 30 minutos duas vezes por dia (*Sahasrara chakra* — Verde).

Comoção: tratar com violeta sobre a cabeça durante 20 minutos (*Sahasrara chakra* — Verde).

Constipação: tratar com amarelo 10 minutos; *em caso de diarréia*, é melhor usar o verde ou o azul. Beber um copo de água solarizada por dia. Cuidar da alimentação.

Contusões: tratar localmente com magenta (*Sahasrara chakra* — Verde).

Convulsões: tratar com azul na região do occipúcio 10 minutos (*Sahasrara chakra* — Verde).

Coração: tratar com o vermelho para *estimular* o coração; tratar com o azul para *acalmar* o coração.

— *Palpitações*: tratar com o azul sobre o coração e com o vermelho sobre o plexo solar; enfim, com o amarelo sobre o abdômen.

— *Hipertensão*: usar o azul ou o verde.

— *Hipotensão:* usar o vermelho.

Costas (dores): tratar os intestinos e a vesícula biliar; usar o verde sobre as costas (*Muladhara chakra* — Azul).

Debilidade: tratar com o laranja sobre a fronte (*Anahata chakra* − Violeta).

Dentes (dor de): tratar com luz azul ou com água solarizada sobre a parte afetada (*Ajna chakra* − Azul).

Desordens das glândulas endócrinas: tratar com o vermelho na base da coluna vertebral.

Desordens dos nervos: tratar com o verde (*Anahata chakra* − Verde).

Desordens emocionais: tratar com luz azul sobre a fronte e as têmporas durante 15 minutos.

Desordens mentais: tratar com o violeta.

Diabete: tratar com o amarelo e o limão. Limão sobre o plexo solar durante 15 minutos, seguido pelo amarelo; depois tratar o fígado (*Vishuda chakra*).

Diarréia: tratar com uma luz azul sobre o abdômen, 30 minutos. Um copo de água solarizada por dia (*Sahasrara chakra* − Verde).

Difteria: tratar com luz azul sobre o plexo solar, a garganta e a base da nuca; 30 minutos a cada 4 horas (*Sahasrara chakra* − Verde).

Digestão difícil: tratar com o amarelo sobre o abdômen e com o amarelo em água solarizada (salvo em caso de diarréia e de inflamação) (*Manipura chakra* − plexo solar − Vermelho).

Doença de Parkinson: tratar o sistema nervoso com o azul, nos *casos agudos*, durante 30 minutos; depois, com o violeta sobre o alto da cabeça junto da fontanela posterior durante 15 minutos.

Nos *casos crônicos*, tratar com o limão durante 15 minutos e, depois, como vem indicado acima (*Vishuda chakra* − Índigo).

Eczema: tratar com luz azul sobre a parte afetada durante 10 minutos (eczema seco). Para o *eczema úmido*, tratar com magenta, um copo de água solarizada por dia (*Vishuda chakra* − Índigo).

Enurese: tratar como as desordens emocionais. Mas tratar também a bexiga (*Anahata chakra* − plexo cardíaco − Violeta).

Epilepsia: tratar com uma luz azul sobre a cabeça, a coluna vertebral e o plexo solar por 30 minutos. Tratar o abdômen durante 5 minutos (ver *Convulsões*) (*Sahasrara chakra* — Verde).

Erisipela: tratar com o vermelho durante 10 minutos e com o azul durante 15 minutos (*Sahasrara chakra* — Verde).

Esterilidade: tratar na base do sacrum com índigo durante uma hora e meia (*Muladhara chakra* — Azul).

Febres: tratar com luz azul sobre a fronte e as costas, 15 minutos de cada vez (*Sahasrara chakra* — Verde).

Fístula: tratar com azul (luz) durante 10 minutos (*Vishuda chakra* — Índigo).

Flatulência: tratar com púrpura (luz) sobre o abdômen durante 15 minutos. A água solarizada pode ser tomada todos os dias (*Manipura chakra* — Vermelho).

Frigidez: tratar no nível do cócix com azul durante 15 minutos (*Muladhara chakra* — Índigo); beber água solarizada laranja.

Furúnculo — Abscesso: tratar com limão sobre o abdômen exatamente sob o umbigo e a alguns centímetros da linha mediana do corpo (de cada lado) durante um minuto. Tratar com o laranja localmente durante 30 minutos.

Quando há supuração, usar o amarelo sobre as parte abertas. Tirar o carnicão, depois usar a cor verde, até que o pus tenha sido drenado. Usar a cor turquesa localmente durante alguns minutos e terminar usando o índigo (*Sahasrara chakra* — Verde).

Golpe de frio: tratar com o vermelho, caso não haja febre; usar o laranja, se o paciente sofre de hipertensão. Verde sobre a cabeça e azul sobre o peito, se houver febre ou inflamação (*Manipura chakra* — plexo solar — Vermelho).

Gonorréia: tratar com a luz azul sobre as vértebras lombares e os órgãos genitais durante 45 minutos a cada 2 ou 6 semanas. Todos os dias, usar o verde em lugar do azul (*Muladhara chakra* — Violeta).

Hemorróidas: tratar à luz vermelha sobre a 5ª vértebra cervical durante 10 minutos, e à luz azul sobre as lombares e o sacro durante 10 minutos (*Muladhara chakra* — Amarelo).

Hepatismo: tratar à luz azul.

Hérnia: tratar localmente com azul, nos *casos agudos*, durante 15 minutos. Tratar com limão, nos *casos crônicos*, durante 20 minutos por duas semanas. Depois, usar o turquesa.

Hidropisia: tratar com luz azul sobre a parte afetada (*Ajna chakra* — plexo cavernoso — Azul).

Inflamação dos olhos: usar a luz azul durante 15 minutos.

Para a miopia: usar também o azul.

Para o estrabismo: usar o amarelo e terminar com o azul (*Vishuda chakra* — Índigo).

Lumbago: tratar com luz amarela sobre o abdômen durante 15 minutos; depois, tratar com luz azul na base das costas e no sacro durante 15 minutos (*Anahata chakra* — Violeta).

Mal de Pott: tratar à luz vermelha sobre a fronte e as costas durante 20 minutos. Continuar com uma luz azul durante 10 minutos (*Sahasrara chakra* — Verde).

Mastite: tratar durante 5 minutos sobre os ovários com uma luz azul; sobre os seios, durante 10 minutos e entre as 5ª e 6ª vértebras dorsais durante 10 minutos; sobre a fronte e as têmporas durante 3 minutos de cada vez (*Muladhara chakra* — Violeta).

Melancolia: tratar com vermelho durante uma hora e meia (*Manipura chakra* — Vermelho).

Meningite cérebro-espinhal: tratar com violeta sobre toda a coluna vertebral, 20 minutos (*Sahasrara chakra* — Verde).

Menopausa: tratar com o azul durante 20 minutos sobre os ovários, com amarelo durante 10 minutos sobre os rins e com o verde durante 10 minutos sobre a fronte (*Sahasrara chakra* — Verde).

Nariz:
— *Sangramentos*: tratar com o índigo até que pare (*Sahasrara chakra* — Verde).
— *Outras perturbações*: tratar com índigo (*Vishuda chakra* — Violeta).

Náuseas: tratar com azul durante 20 minutos sobre a região abdominal (*Anahata chakra* — Azul).

Paralisia: tratar com o amarelo sobre a nuca durante 10 minutos, com índigo sobre a coluna vertebral, índigo sobre o sacro e o cóccix durante 10 minutos; tratar igualmente cada nervo ciático com o amarelo e o índigo durante 20 minutos (*Manipura chakra* — Vermelho).

Paralisia facial: tratar com amarelo durante 10 minutos; depois tratar com azul durante 10 minutos (*Manipura chakra* e plexo solar — Vermelho).

Perturbação do olfato: tratar com índigo durante 15 minutos (*Sahasrara chakra* — Verde).

Pneumonia: tratar com índigo sobre o peito durante 30 minutos (*Vishuda chakra* — Índigo).

Poliomielite: tratar com índigo durante 30 minutos sobre a coluna vertebral. Repetir 3 vezes ao dia. Tratar o pâncreas (*Sahasrara chakra* — Verde).

Próstata: tratar com índigo sobre a região prostática; depois, tratar a bexiga (*Muladhara chakra* — Violeta).

Pulmões: tratar com o ultravioleta durante 10 minutos (*Vishuda chakra* — Verde).

Queimaduras:
— *Devidas ao calor*: vibrações mais lentas que a luz visível.
— *Devidas ao uso do radium, raios X*: vibrações mais rápidas que a luz visível.

A tabela de vibração, ou freqüência de oscilação da energia responsável pela queimadura, é a chave da terapia pela cor. As queimaduras causadas por calor excessivo pedem um tratamento pela cor azul. Usar, a seguir, o turquesa para reconstituir as células da pele. Cobrir a pele com uma pequena camada de óleo de coco para acelerar os resultados.

— *Queimadura causada por frio muito intenso*: usar a cor de que o corpo tem necessidade (*Sahasrara chakra* — Verde).

Raquitismo: tratar com ultravioleta sobre o peito durante 20 minutos (*Ajna chakra* — Azul).

Regras interrompidas: tratar com o laranja durante 20 minutos (*Muladhara chakra* — Azul).

Resfriados:
— *Para os resfriados secos*: usar o índigo, a água solarizada e a projeção de luz sobre o peito.
— *Para os resfriados úmidos*: tratar com o laranja (luz e água solarizada) (*Ajna chakra* — plexo cavernoso — Azul).

Reumatismo agudo: usar o azul ou o verde, em luz e em água solarizada, sobre a parte afetada durante 30 minutos.

Em *casos crônicos*, usar o limão e o laranja (*Anahata chakra* — Violeta).

Rins: tratar com o azul, durante 10 minutos, sobre a região dos rins; alternar com o laranja.

Se a perturbação for *crônica* tratar com o limão (*Anahata chakra* — Violeta).

Rubéola: tratar com o vermelho e o amarelo, usando depois azul sobre o torso durante 20 minutos (*Sahasrara chakra* — Verde).

Sangue (problemas): tratar com o vermelho (*Manipura chakra* — plexo solar — Vermelho).

Sífilis: tratar com o verde e o azul (luz) sobre o peito durante 20 minutos cada dia durante várias semanas. Depois usar o limão durante várias semanas. A água solarizada é indicada (*Sahasrara chakra* — Verde).

Sinusite: tratar com azul durante 10 minutos sobre a terceira vértebra dorsal; depois com o verde sobre a cabeça e azul sobre os sinus (*Sahasrara chakra* — Verde).

Surdez: tratar com o índigo (luz) sobre o alto da cabeça. Usar o índigo sobre a região do occipúcio durante 10 minutos e igualmente no nível da 5ª vértebra dorsal durante 5 minutos. Água solarizada deverá ser tomada 2 vezes por semana. Se o mal é de origem emotiva, tratar nesse nível (*Vishuda chakra* — Índigo).

Tétano: tratar o sistema nervoso com violeta durante 30 minutos, 4 vezes ao dia (*Sahasrara chakra* — Verde).

Torcicolo: tratar com o azul e o verde durante 10 minutos na 6ª vértebra dorsal.

Tuberculose: tratar com o laranja sobre o peito e as costas durante 30 minutos; depois continuar com o violeta durante 10 minutos.

Se houver constipação, usar uma luz amarela sobre o abdômen e, depois, sobre a fronte e as têmporas, 3 minutos de cada vez. A cor turquesa é recomendada durante todo o período em que houver febre. Se a febre aumentar, usar o azul (*Sahasrara chakra* — Verde).

Úlcera do duodeno: tratar com luz azul sobre o abdômen durante 30 minutos; luz azul sobre a fronte e as têmporas por 3 minutos de cada lado. Água solarizada, um copo ao dia (*Sahasrara chakra* — Verde).

Úlcera gástrica: tratar com o amarelo (luz) sobre o abdômen e as costas (na parte baixa) durante 15 minutos para cada parte. Aplicar uma luz azul sobre a fronte e as têmporas durante 3 minutos (*Sahasrara chakra* — Verde).

Varicela: tratar com o ultravioleta sobre o torso, 30 minutos de cada lado (*Sahasrara chakra* — Verde).

Vesícula biliar: tratar com laranja durante 10 minutos (*Swadhistana chakra* — plexo prostático — Laranja).

Vômitos de mulher grávida: tratar com índigo ou violeta durante 15 minutos cada dia (*Ajna chakra* — Azul).

ANEXO I

Os chakras

A ciência tradicional do Ser na Índia permitiu que os antigos sábios (*rishis*) estudassem com muita precisão o sistema interno dos centros de energia: os *chakras*. Os centros estão em íntima relação com a saúde física e mental e a evolução pessoal do homem (ver no cap. I as relações entre os chakras e a saúde).

Os chakras podem igualmente estar ligados a sete planos de evolução da consciência. No estado normal, a energia (*shakti*) deveria circular em todos os centros de uma forma harmoniosa e ininterrupta. A energia circula nos setes chakras durante um ciclo de 24 horas (ao nascer do sol, a energia encontra-se no 3º chakra e, ao pôr-do-sol, no 7º), mas a maioria das pessoas mostra bloqueios importantes no trajeto dessa energia, criando assim uma disparidade entre o estado mental e o estado físico, de onde as perturbações psicossomáticas e, depois, as doenças.

Eis, portanto, um estudo mais detalhado dos chakras e de sua relação com os nossos estados de consciência (segundo a tradição tântrica da Índia). Poderia parecer-lhe evidente a associação dos chakras com os gânglios, os plexos e as artérias... contudo, como os pontos de acupuntura, os chakras são centros de energia relativamente autônomos.

1. **Muladhara chakra:** em relação com a cor amarela e o elemento Terra.
2. **Swadhistana chakra:** em relação com a cor azul e o elemento Água.
3. **Manipura chakra:** em relação com a cor cinza e o elemento Fogo.
4. **Anahata chakra:** em relação com a cor verde e o elemento Ar.
5. **Vishuda chakra:** em relação com a cor violeta.
6. **Ajna chakra:** em relação com a cor azul.
7. **Sahasrara chakra** (o *"supremo lótus branco de mil pétalas"*): em relação com a cor branca.

Contudo, essas digressões teóricas não devem fazer esquecer que, na higiene natural, e mesmo na meditação, só a experiência conta. Bhagwan Shree Rajneesh, mestre contemporâneo do tantra, lembra: *"Na meditação, o saber livresco é ineficaz, e a visualização física da kundalini,*[1] *realmente, não tem sentido. Não entenda por isso que a kundalini e os chakras sejam irreais. A kundalini é real, assim como os chakras, mas saber isso não é, absolutamente, eficaz... Isso pode erigir-se em obstáculo por muitos motivos."*[2]

Chakra é uma palavra sânscrita que quer dizer "roda". Uma roda de energia situada junto dos centros importantes do corpo e próxima dos principais plexos que os iogues da antiga Índia descobriram por percepção direta. Nos métodos espirituais do tantra e da ioga, os chakras representam certos centros que devem ser despertados progressivamente ou brutalmente, de acordo com as técnicas. Mas, do ponto de vista da ciência ocidental, que representam os chakras? E sua existência, é acaso confirmada pelas pesquisas atuais? Essas perguntas parecem-nos muito importantes, porque a maior parte dos métodos de cromoterapia se apóia, mais ou menos explicitamente, sobre a existência do corpo de energia e dos chakras.

1. *Kundalini:* canal usado pela força vital ao longo dos diversos chakras.
2. Bhaghwan Shree Rajneesh: *A Meditação Dinâmica* (Editions Dangles).

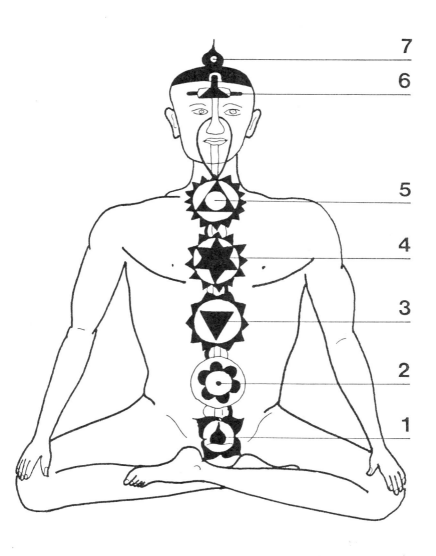

Três pesquisadores atuais, todos doutores em medicina, se distinguem nessa pesquisa do corpo sutil: nos Estados Unidos, os doutores Lee Sanella e W. Brught Joy (este último, também um cirurgião de nome) e, no Japão, o doutor Motoyama. O ponto de partida de suas pesquisas foi a hipótese de que a existência do corpo de energia, articulando-se ao redor de um eixo vertebral, é comum a numerosas tradições: xamanismo africano, Tibet, Mongólia, taoísmo chinês, etc. Bastaria, portanto, verificar se os exercícios ióguicos provocavam modificações biológicas mensuráveis.

As experiências mais concludentes foram realizadas com o aparelho chamado eletroencefalógrafo, pelo doutor Motoyama. Este descobriu que o estado de meditação sobre a *kundalini* eleva muito sensivelmente o comprimento da onda cerebral da zona 0 a 50 Hz (zona habitual), numa faixa compreendida entre 350 e 500 Hz. O sábio americano Elmer Green estudou o caso de um grande iogue que era capaz de manifestar as ondas que acompanham o sono profundo (ondas delta e teta) permanecendo perfeitamente consciente do que se passava a seu redor, provando assim as modificações fisiológicas consecutivas à prática das iogas.

Outra equipe japonesa, o doutor Kazuko Raya e o doutor Yoshio Manaka, pôde colocar em evidência as diferentes polaridades do corpo humano chamadas *Yin* e *Yang* na medicina tradicional chinesa, estudando com a ajuda de aparelhos sofisticados as reações eletromagnéticas da pele diante da dor. Essa pesquisa põe em evidência o fenômeno das polaridades, cuja manifestação é o corpo de energia, segundo os antigos textos médicos da Índia e da China.

A reticência dos pesquisadores para iniciarem pesquisas sérias sobre o corpo de energia do homem teve muitas vezes como causa a linguagem figurada e singela usada nos textos antigos. O velho tratado indiano *Shiva Samhita* dá-nos um exemplo: "*Nesse corpo chamado a aura de Brahma, existe a força lunar em seu lugar exato, no alto da coluna vertebral (a polaridade negativa: yin); ela destila o seu néctar dia e noite, e este corre para baixo. Esse néctar divide-se em duas partes sutis. Uma alimenta o corpo, semelhante à água sagrada do Ganges, e desce pelo canal sutil do lado esquerdo. A outra corre como o leite fresco no canal central do eixo vertebral. O sol* (a força solar positiva:

yang) *está situado na base do eixo vertebral. Do umbigo, um canal sutil emana do lado direito e transporta o fluxo de energia positiva para o alto do corpo, vitalizando as secreções* (hormônios?) *e conduzindo o homem à sua libertação espiritual... No corpo humano, há várias centenas de milhares de canais de energia sutil, mas os principais são em número de catorze* (comparar com os catorze meridianos chineses). *Entre eles, três são chamados maiores: Ida, à esquerda do eixo vertebral, Pingala, à direita, e Sushumna no centro. Todos os outros canais estão sujeitos ao funcionamento de Sushumna* (o meridiano governador da medicina chinesa). *O canal Ida está ligado à narina."*

Nos diferentes textos do Oriente existem às vezes diferenças na descrição dos chakras; em compensação, todos os textos reconhecem os três canais centrais. Essas divergências provêm do fato de certos centros de energia serem considerados menores e terem sido eliminados desses textos antigos.

Abaixo você encontrará o quadro completo das associações fisiológicas associadas aos chakras na medicina tradicional hindu. Um extrato do *Kaula Tantra* explica bem a verdadeira natureza do corpo de energia e dos chakras: *"O corpo de energia conecta esse mundo com o seguinte. Não existe ensinamento mais importante do que esse para atingir a libertação espiritual e física."*

Chakra	Plexo	Localização	Glândula Endócrina	Força Energética
Muladhara	Pélvico	Períneo	Gônadas	Passiva (*tama*)
Swadhistana	Hipogástrico	Períneo	Gônadas	Passiva
Manipura	Solar	Umbigo	Supra-renais	Harmonizada (*satva*)
Anahata	Cardíaco	Peito	Timo	Harmonizada
Vishuda	Cervical	Pescoço	Tireóide	Ativa (*raja*)
Ajna	Medular	Base do nariz	Pituitária	Harmonizada
Sahasrara	Cerebral	Crânio	Pineal	Harmonizada

ANEXO II

A medicina ayur-védica

1. As bases do ayur-veda

Os antigos pesquisadores da Índia formularam dois sistemas de um interesse prático evidente: a ioga e o ayur-veda. O termo ayur-veda é composto de duas partes significativas (*ayur* e *veda*) que podem ser traduzidos por "conhecimento da vida". A ciência do ayur-veda se interessa ao mesmo tempo pela saúde e pela doença e seu primeiro objetivo não é tratar este ou aquele sintoma, mas reforçar as defesas naturais do corpo a fim de prevenir a doença. Assim, o ayur-veda é, com a medicina chinesa, um dos mais antigos sistemas de medicina total (ou holística). Além do mais, o ayur-veda se interessa não só pela saúde emocional, como também pela saúde psíquica e espiritual do homem.

Os nomes dos fundadores desse método são conhecidos; trata-se de grandes pesquisadores, renomados por seu despertar espiritual: Vashistha, Angira, Samadagni, etc.

Vários princípios de base formam o plano de trabalho da escola ayur-védica:

— O espírito, a alma e o corpo formam os três pontos básicos da vida.

— Três forças principais também se exprimem no corpo humano, os três *doshas*: o ar (*vayu*), a bílis (*pitta*) e a linfa (*kapha*), ou flegma.

Do ponto de vista energético, cada indivíduo é diferente e a bioquímica do corpo depende do equilíbrio dos três *doshas*. Por exemplo, um homem dominado pelo dosha ar terá uma aparência, um modo de viver e de pensar de um centro dominado pelo dosha bílis. Esse método de classificar diversas constituições aproxima-se do sistema de Hipócrates e da classificação chinesa segundo os 5 elementos. Há portanto, grosseiramente, três classes de indivíduos, que podem depois se misturar, pois em nosso mundo do relativo nenhuma classificação pode pretender ser perfeita:

2. Constituição Ar (vayu)

Dorme pouco — Caminha depressa — Cabeleira fina e leve — Espírito vivo e, às vezes, enervado — Pensamentos instáveis — Medo do frio — Epicuriano — Gosta das comidas açucaradas, quentes e fortes — Sonha com montanhas, árvores e com vôos — Cabelos que logo se tornam grisalhos — Corpo longo e fino — Tendência para excessos sexuais — Tendência para a constipação — Apetite caprichoso — Pele de cor amarela.

3. Constituição Flegma (kapha)

Pequeno e forte — Espírito paciente — Muitas vezes silencioso — Transpira muito — Dorme muito, e profundamente — Sonha com a terra e a água — Espírito rancoroso — Meticuloso — Simples — Gosta de comida ácida e adstringente — Cor da pele: em geral, pálida.

4. Constituição Bílis (pitta)

Estatura média — Espírito impaciente — Transpira muito — Tendência para a calvície precoce — Bom apetite — Ambicioso — Desconfia dos pratos quentes e oleosos — Seus olhos, às vezes, são um pouco vermelhos — Gosta do que é doce e amargo, assim como do que é adstringente — Gosta de bebidas frias — Natureza muito ciumenta — Tendência a perder depressa a virilidade — Sonha com o fogo, as estrelas, o sol e a lua — Tez rosada ou vermelha — As emoções muitas vezes oprimem-lhe o ventre.

*
* *

Além da constituição, os três *doshas* variam de acordo com a alimentação, o clima, os erros de higiene, as intoxicações... O objetivo da medicina ayur-védica é também o de equilibrar essas três forças por diferentes métodos (alimentos, plantas, respiração, etc.), de que damos aqui um quadro sintético:

TERAPÊUTICAS NATURAIS DO AYUR-VEDA	
SANTARPANA Ação tonificante e nutriente	*APATARPANA* Ação sedativa e desintoxicante
Alimentos: — tônicos; — equilíbrio dos 6 sabores (*rasas*) Respiração: — estimulação do prâna; — equilíbrio força solar e lunar (*hatha*) Sono: — recuperação da energia nervosa. Meditação: — conservação e concentração da energia (*trataka*).	— limpeza do nariz (*Nasya*); — purgações; — dietas e jejuns; — lavagens (intestinos e estômago); — exercícios de domínio; — massagem com óleo de mostarda.

ANEXO III

Um cromoterapeuta em atividade

Poona, em 1981, é uma cidade ativa da Índia, situada ao sul de Bombaim, cujo ar tropical é amenizado pela altitude e pela vegetação das colinas que a rodeiam. Essa cidade viu sua fama aumentar graças à presença do ashram de Baghwan Shree Rajneesh. Ela abriga numerosas escolas de ioga, assim como uma universidade de medicina ayur-védica.

É um bairro tranqüilo, retirado da agitação do centro, que atende o doutor Balaji També, iogue e médico tradicional. Seu centro "Atma Santulana" recebe alunos hindus e ocidentais, assim como numerosos pacientes.

Com cerca de quarenta anos, o doutor Balaji També pratica e ensina um método de terapia global, baseado num sistema cosmológico indiano que ele explica numa linguagem cheia de imagens: *"Recomecemos tudo da estaca zero! Imaginem simplesmente como vocês estavam à vontade antes do nascimento. Vocês estavam na verdadeira harmonia e em paz, de acordo com a luz de vocês mesmos, banhada de vibrações agradáveis. Depois, começou o puzzle, desde que vocês caíram sob o império do mundo: o gosto, os odores, o toque, os sons e a luz. Vocês ficaram em desacordo com o seu ser interior. A luz é composta de sete matizes, que formam, juntos, uma claridade estonteante. Os sons têm uma tendência para se misturar harmoniosamente, disso resultando um som universal: 'Nada Brahma', o som do universo. Cada faceta da luz, como dos sons, tem a sua própria qualidade, o seu valor próprio. Sua integração leva à harmonia e ao êxtase. Quando vocês permanecem em apenas uma dessas vibrações visuais ou sonoras, vocês criam um estado de desarmonia, que comporta perturbações mentais e físicas. Em meu centro, vocês aprendem a fazer um esforço para se ajudarem a encontrar essa harmonia perdida. Vocês encontrarão a nuança colorida que tornará vocês luminosos e felizes, o som que concorda com o tom próprio de vocês. As vibrações sonoras e luminosas complementaram a meditação desde os tempos antigos; elas também complementaram os tratamentos tradicionais para as perturbações físicas e mentais. A terapia pelas cores e os sons toma suas raízes na ioga e no conceito energético dos chakras. Em nosso centro, a terapia inclui:*

— O tratamento pelas lâmpadas coloridas e a visualização.
— A audição de composições musicais e de sons particulares (mantras).
— A adjunção de perfumes personalizados, para favorecer a respiração.

Com essa terapia, vocês poderão encontrar o acordo próprio de vocês e tornarem-se seus próprios mestres."

No centro de Poona, os tratamentos-meditações se desenrolam numa sala calma e arejada, em sessões coletivas ou individuais. Os efeitos imediatos são surpreendentes: sensação de bem-estar, suspensão natural da respiração durante vários segundos, impressão de transe. Muitos pacientes gozam de cuidados gratuitos e o doutor Balaji propõe muitas vezes misturas de ervas e de óleos para massagem que pertencem à medicina ayur-védica. Muitos testemunhos atestam a eficácia desse método, que é ao mesmo tempo uma terapia e uma técnica de evolução. Resultados imediatos são obtidos nos casos de diarréias tropicais e resfriados. Resultados favoráveis também estão relacionados com bronquites crônicas, edemas e incontinências urinárias. Só citamos os testemunhos que colhemos num curto espaço de tempo; mas outros testemunhos dizem respeito a perturbações mais graves, que melhoraram ou sararam por esse método suave.

Foi com sentimento que deixamos o centro do doutor Balaji També por Bombaim, onde podemos encontrar outros centros que praticavam esses métodos naturais no coração de uma das cidades mais difíceis da Índia. Os doutores Garde e Gore devem ser mencionados por seu trabalho sobre os sons repetitivos (mantras) e sobre as composições musicais da Índia e sua relação com as cores e a terapia. Em particular, o doutor Gore mostra em seu livro *Music has colours* (*A Música Tem Suas Cores*) que o *Raga Asvari* (uma composição clássica da Índia) tem um efeito estimulante sobre os rins, e que o *Raga Puriya* faz baixar a pressão sangüínea na quase totalidade dos casos! Assim, a Índia, apesar de seu imenso atraso tecnológico, sempre se interessa por essas ciências tradicionais e procura estabelecer validações científicas com vistas a desenvolvê-las eficazmente.

ANEXO IV

Os efeitos da luz natural e artificial, de acordo com John Ott

"*Acho que devemos saber ainda mais sobre a luz natural e a luz artificial, e sobre o que ela produz em nós, nas plantas e nos animais de nosso mundo. A tecnologia moderna tornou esses trabalhos necessários.*" Assim se expressa John N. Ott, diretor do Instituto de Pesquisa sobre o meio ambiente e a luz de Sarasota (Flórida), introduzindo seus trabalhos de pioneiro que podem ser chamados de "ecologia da luz".

"*Como devemos viver?* – pergunta ele. *Usamos óculos. Olhamos através dos vidros de nosso carro. Vemos televisão. Trabalhamos graças à luz artificial, muitas vezes em prédios onde as janelas não podem ser abertas. Usamos óculos de sol.*"

Todos os aspectos da vida moderna são o resultado do progresso tecnológico. John N. Ott trabalhou com experiências precisas, a fim de constatar o efeito desses fatores sobre o nosso bem-estar mental e físico. Experiências científicas exploram agora esses domínios desconhecidos e, em particular, o efeito dessas luzes no câncer e nas reações hormonais, em particular sobre as glândulas pineal e pituitária. Os trabalhos de John Ott são agora inteiramente reconhecidos nos

Estados Unidos, assim como seus estudos sobre a *fotobiologia*, que o conduziram de seu pequeno estúdio de Illinois para o Instituto de Sarasota, subvencionado pelo governo americano.

"*Você está branco como cera*", "*Ela está vermelha como tomate*" etc. Cada uma dessas frases utiliza as cores de uma forma figurativa, ligando-as a uma situação física ou emocional precisa.

Os trabalhos de Ott procuraram estabelecer a relação entre o efeito biológico das cores e o espectro solar. Do ponto de vista científico, as cores entram num sistema de medida onde seu comprimento de onda é a unidade de medida. O comprimento de onda de uma cor estabelece seu lugar no espectro luminoso, mas existem também partes do espectro que o homem não pode ver. Assim, os raios ultravioletas têm um comprimento de onda menor que as cores visíveis do espectro; no ponto oposto situam-se os raios infravermelhos. Essas experiências de Ott partiram do fato de que as células vivas (vegetais) reagem diferentemente segundo as exposições a diferentes cores do espectro. Graças à microfotografia e a filtros coloridos, Ott conseguiu alterar esquemas de comportamento semelhantes quando a mesma cor era utilizada.

Ott conseguiu fazer mover as células em diferentes direções ou, pelo contrário, imobilizá-las. Ele trabalhou depois com células animais e conseguiu, de acordo com as cores, aumentar sua atividade metabólica ou, pelo contrário, anulá-las. Não só as cores tinham um efeito físico sobre essas células, mas elas modificavam seu comportamento sexual e sua duração de vida. Ott deduziu daí que existia um elo desconhecido entre as cores e seu efeito (tanto físico como psíquico) sobre as células dos seres vivos. As respostas fotobiológicas das células a cores específicas foram estudadas, em particular para o ultravioleta, o vermelho, o laranja e o azul. Ott percebeu que o raio ultravioleta era necessário ao desenvolvimento das maçãs, e que as estufas experimentais cujos vidros eliminam os raios detém a evolução desses frutos; em particular, sem esses raios vitais, as maçãs ficam verdes, e não vermelhas. Uma experiência espantosa, realizada com um biologista, relançou os trabalhos de Ott: ovos de peixe expostos à luz rosa de um aquário só deram fêmeas! Ott havia estabelecido que as modificações dos comprimentos de ondas do espectro afetavam o fenômeno da fotossíntese nas plantas; mas como explicar o efeito sobre as células animais? A explicação residia nas reações das glândulas endócrinas e na descarga de hormônios.

A criação industrial dos frangos já havia provado que a luz do dia, percebida pelos olhos das aves, estimulava a glândula pituitária e a produção dos ovos de uma forma sensível. A glândula pituitária é o mestre-de-obras do hormônio na totalidade do sistema hormonal, não só nos frangos mas também em todos os animais e no homem. Assim, todo o sistema hormonal é influenciado pelos raios que penetram no olho.

As conseqüências dessa hipótese agora provada por Ott são extraordinárias. Assim, todo o meio ambiente do homem (cores, luzes naturais e artificiais) afetam seu comportamento, assim como a sua saúde física e mental.

A descoberta mais importante de Ott revelou-se quando quebrou seus óculos e notou que sua artrite crônica se curou, em particular quando ficava durante muito tempo fora sem proteção diante dos olhos.

Essas experiências feitas com as galinhas, as chinchilhas e os peixes provaram rapidamente que a entrada da luz na retina desses animais provoca uma reação biológica positiva. O doutor Jane Wright, do centro de pesquisa sobre o câncer do Hospital Bellevue, de Nova York, associou-se a John Ott para experimentar os efeitos da exposição ao sol de quinze pacientes cancerosos sem óculos de sol (seu olhar não era dirigido ao sol, mas ao meio ambiente). A segunda observação de Ott relacionava-se com o desenvolvimento do vírus do tomate por ocasião das estações muito chuvosas (fraca taxa de solarização) nas regiões de Ohio (Estados Unidos). Ott deduziu daí que o metabolismo das plantas era reduzido pela falta de energia luminosa e que, assim, elas se tornavam mais sensíveis às doenças. O metabolismo, assim como o "fogo vital" das antigas medicinas tradicionais e os alimentos nada mais seriam que os combustíveis queimados pelo metabolismo saído da energia da luz. Encontramos aqui uma semelhança com a medicina chinesa que explica que a energia do céu (a energia yang) serve para queimar a energia nutritiva saída da terra (a energia yang de polaridade ying).

Foi difícil tirar conclusões definitivas, mas durante a experimentação, catorze pacientes viram seu estado estabilizar-se. Infelizmente, o ceticimo de certos meios oficiais impediu que as experiências realmente se desenvolvessem. Trabalhos posteriores, publicados em Oxford, provaram que as deficiências de certas cores (obtidas por intermédio de filtros) alteravam o modo de evolução das plantas, da mesma forma que a deficiência de certas vitaminas afeta a saúde do corpo humano. A reação biológica do efeito da luz sobre a retina do homem foi chamada por Ott de *reação fotobiológica* ou *sistema hipotálamo-endócrino*. Experiências preliminares com ratos mostraram que a taxa de colesterol em seu sangue era mais elevada quando eram submetidos aos raios de uma lâmpada fluorescente de cor azul-escura do que quando recebiam luz vermelha. Uma tendência à obesidade foi notada entre os ratos de tipo masculino submetidos aos raios azuis. Essas conclusões mostraram o interesse em desenvolver as pesquisas em todos os domínios da biologia. As experiências seguintes foram feitas também com ratos;[1] estudou-se a influência das diferentes fontes de luz e de cor sobre o desenvolvimento espontâneo de tumores causados pelo C_3H. Essas experiências mostraram que a duração de vida desses animais aumenta com a largura do espectro colorido utilizado, para atingir uma duração máxima com a luz solar.

Ver na página 112 o quadro desse estudo.

Assim, Ott provava que a luz solar natural era de grande ajuda para o homem de hoje. Simultaneamente, os estudos dos sábios russos Dantzig, Lazarev e Sokolov provavam que a pele devia receber um mínimo de radiações solares sob a pena de ver aparecer fadiga, deficiência de vitamina D e persistência de perturbações crônicas. Simultaneamente, conseguiu-se a prova de que a exposição excessiva aos raios ultravioletas artificiais (lâmpadas) podia ser prejudicial. A acumulação de provas científicas evidentes do efeito biológico da luz e das cores sobre a pele e através dos olhos mostra que o estudo dessas ações podia ser intensificado, em particular no quadro da pesquisa sobre o câncer.

Ott preconiza orientar as pesquisas da seguinte forma:

— O uso permanente e excessivo de óculos, em particular de óculos de sol, afeta a saúde do homem?

---

1. Nós não afiançaremos, em nenhum caso, essas experiências com animais. Com efeito, as experiências mais subjetivas dos iogues hindus parecem-nos mais sadias, embora nem sempre possam ser classificadas como "intrinsecamente científicas".

— Os vidros e as aberturas dos edifícios públicos e de trabalho deixam passar suficiente luz solar?

— Quais são os efeitos nefastos das lâmpadas fluorescentes (neons)?

— Quais são os efeitos dos filtros luminosos e das cores ambientais?

— Quais são os efeitos positivos da luz solar sobre as grandes doenças crônicas?

— Quais são os efeitos nefastos das radiações da televisão?

Um belo programa para os pesquisadores da nova idade!

INFLUÊNCIAS DOS COMPRIMENTOS DE ONDAS DO ESPECTRO SOBRE A FORMAÇÃO DE TUMORES ESPONTÂNEOS NOS RATOS INTOXICADOS COM C_3H

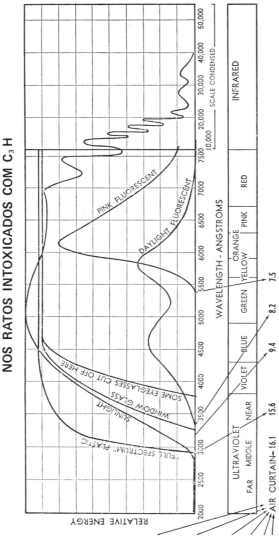

NÚMERO MÉDIO DE MESES DEPOIS DO DESENVOLVIMENTO ESPONTÂNEO DO TUMOR ATÉ A MORTE.

Traduções:
Relative energy: energia relativa.
"Full spectrum" plastic: espectro completo.
Sunlight: luz solar.
Window glass: vidro das janelas.
Some eyeglasses cut off here: lentes de óculos.
Daylight fluorescent: fluorescência branca.
Pink fluorescent: fluorescência rosa.

COMPRIMENTOS DE ONDAS EM ANGSTRÖMS

Ultravioleta – Violeta – Azul – Verde – Amarelo – Laranja – Rosa – Vermelho – Infravermelho

ANEXO V

Estudo científico dos chakras, de acordo com o doutor Motoyama

O doutor Dolores Krieger, da Universidade de Nova York, descreve nestas palavras as pesquisas do doutor Motoyama: *"O doutor Hiroshi Motoyama oferece um modelo de homem holístico que pratica os antigos métodos de saúde da Índia e da China."* Pela primeira vez, um físico, acupunturista, engenheiro em eletrônica e iogue se debruçou de uma forma científica sobre os ensinamentos indianos relativos à kundalini e às rodas de energia, ou chakras. O método de cromoterapia descrito em detalhe nesse livro mostrou-lhes a relação íntima entre as cores e os chakras. O doutor Motoyama estabeleceu, pela primeira vez, critérios que permitem distinguir as perturbações da saúde e sua relação com o antigo sistema iogue de relações entre o corpo e o espírito.

Seu instituto de pesquisas tem sede nos arrabaldes de Tóquio: um grande edifício mergulhado na verdura e entre os pequenos pavilhões japoneses. Várias salas são consagradas a diferentes estudos: acupuntura, chakras...; elas incluem o material eletrônico mais moderno: E.E.G., ordenadores, videoescope, cabina de isolamento psicossensorial, etc.

Os trabalhos do doutor Motoyama começam a ultrapassar os limites do Japão, e um de seus livros — *Ciência e Evolução da Consciência* — acaba de ser publicado nos Estados Unidos.

O doutor Motoyama trabalhou com os maiores iogues, como Swami Satyananda (Bihar School of Yoga). Seu objetivo era provar cientificamente a realidade dos esquemas da circulação da energia nos dois modelos propostos pela cultura hindu (sistema de chakras ou centros de energia) e a cultura chinesa (sistema dos meridianos da acupuntura). Os dois modelos se desenvolveram independentemente um do outro, embora tendo numerosos pontos de afinidade e propondo ambos um sistema sofisticado de relações entre os aspectos físicos e mentais de nosso ser.

O organismo humano é considerado como ligado diretamente ao resto do universo através da eterna troca entre a energia e a consciência. Para a medicina hindu e os métodos de expansão da consciência (ioga), a energia se reparte em catorze canais sutis principais, os *nadis*, assim como a energia vital, denominada *chi*, corre pelos catorze grandes meridianos da acupuntura chinesa. Nos dois conceitos (hindu e chinês), essa energia existe como um elo entre os aspectos físico, fisiológico e psicológico do ser. A teoria do doutor Motoyama é a de que o sistema chinês dos meridianos e o sistema hindu dos *nadis* são idênticos, situando-se a circulação da energia no nível dos tecidos conjuntivos. As pesquisas primárias de Motoyama procuraram verificar cientificamente a existência do sistema dos *chakras* e dos *nadis* assim como sua localização. Motoyama notou que essa localização seguia muito de perto o trajeto do sistema nervoso autônomo. O grandi *nadi* central, o *sushumna* (ver o anexo I sobre os *chakras*), segue exatamente o trajeto da medula espinhal e os dois canais paralelos: *ida* e *pinga* — que seguem o trajeto do sistema simpático; cada chakra parece assim ter uma relação estreita com a localização dos plexos nervosos.

Levando em conta essas correspondências, Motoyama decidiu proceder às primeiras experiências baseadas na seguinte hipótese: "*Se as alterações de consciência, como afirmam os iogues, estão em íntima relação com os chakras, e estes em relação com o sistema nervoso, então, aqueles que pretendem poder atingir a unificação espiritual (iogues) devem mostrar estados de alteração no funcionamento de seu sistema nervoso.*" Tratava-se de verificar se as mudan-

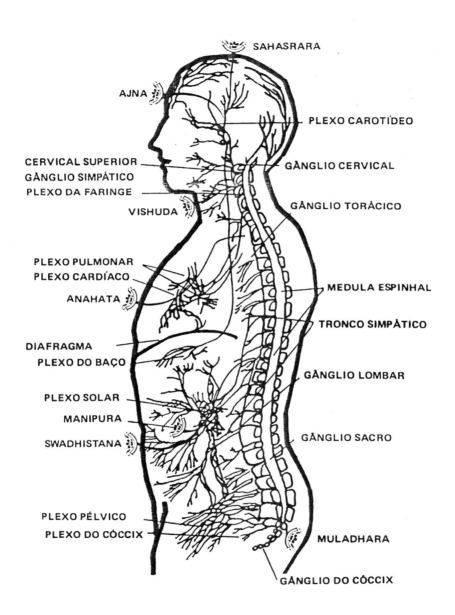

ças de estados de consciência afetavam o sistema nervoso autônomo. Essa pesquisa foi continuada durante um período de quinze anos. Numa dessas experiências, Motoyama estudou as relações entre os sintomas crônicos de 60 pessoas classificadas de acordo com três grupos, segundo a classificação *a priori*, subjetiva, da medicina tradicional da Índia:

— **Grupo A**: os sujeitos dão sinal de funcionamento no nível do chakra do coração e parecem dotados de percepções sutis (P.E.S.)*.

— **Grupo B**: os sujeitos funcionam no nível dos dois chakras inferiores e parecem dotados de algumas faculdades (P.K.)**.

— **Grupo C**: não apresentam nenhum traço de evolução no nível dos chakras. "*O tipo universal.*"

Os sujeitos preencheram fichas nas quais indicavam seus sintomas crônicos mais comuns. Os grupos A e B se distinguiram nitidamente por sua abundância de sintomas concernentes ao sistema nervoso autônomo. Em particular, o grupo A mostrou um grande grau de anormalidade no funcionamento dos sistemas digestivo, circulatório e genital, considerados ligados aos dois chakras inferiores, de acordo com a medicina hindu. Assim, a hipótese de uma relação entre os chakras e as funções orgânicas correspondentes parecia verificar-se.

Um segundo sistema usou uma série de testes para cuja realização era preciso um dermômetro (aparelho de estimulação elétrica e de medida da resistência da pele). Os sujeitos do grupo A mostraram reações de predominância parassimpática; os do grupo B mostraram uma dominante do sistema simpático e os do grupo C ficaram equilibrados. Motoyama inventou a seguir um aparelho capaz de medir as diferenças de pontecial no nível da pele, sem contato cutâneo. Ele o utilizou para mostrar as diferentes reações entre os sujeitos que não sentiam nenhum "despertar" psicossensorial. Os resultados mostraram uma grande diferença de reação entre os sujeitos do grupo

---

* Percepção extra-sensorial.
** Psicocinesia.

A e os do grupo C. Um novo aparelho, o A.M.I., permitiu que Motoyama fizesse novas medidas das reações cutâneas e obtivesse as reações no nível dos chakras, demonstradas pelas ilustrações da página seguinte, controladas pelos iogues.

Motoyama examinou mais de 5.000 pessoas de acordo com sua classificação tripartite. Alguns resultados emergiram rapidamente: quando um chakra é "despertado" pelos métodos iogues, certa anomalia afeta as zonas em relação com o plexo nervoso correspondente

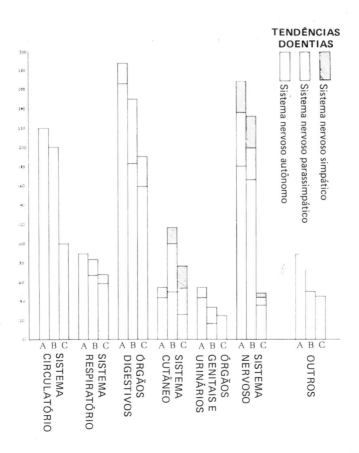

Diagrama do aparelho que permite medir a energia vital exteriorizada pelos chakras

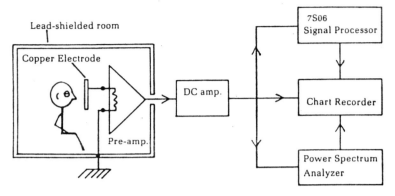

Diagrama de um chakra despertado e controlado

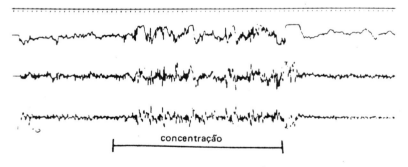

ao chakra. Em particular, essas anomalias são devidas a um excesso de energia, mensurável na terminação dos meridianos de acupuntura das mãos e dos pés.

Motoyama descobriu, em particular, dois tipos de reações patológicas ligadas à evolução da consciência de certos sujeitos:

— O tipo do grupo A, caracterizado pelas perturbações dos meridianos do baço e do estômago ligados ao chakra *Manipura*.

Diagrama de um chakra despertado mas ainda não controlado

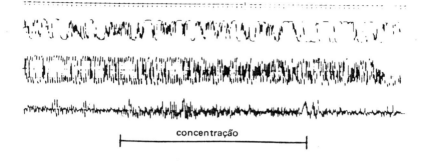

concentração

— O tipo do grupo B, afetado por perturbações dos meridianos dos rins, da bexiga e do meridiano do senhor do coração.

Nos dois grupos, o meridiano dos "três focos" estava afetado por um excesso de energia. Os trabalhos do doutor Motoyama prosseguem, abrindo novos espaços de contato entre a ciência e as antigas artes tradicionais da saúde; eles são de um interesse considerável para a validação dos antigos métodos, tais como a acupuntura, a cromoterapia, a iogueterapia e todos os métodos tradicionais. As conclusões dos trabalhos de Motoyama afirmam as bases científicas dessas ciências antigas:

— Confirmação da existência dos chakras.

— Confirmação da existência dos canais de energia.

— Validação da possibilidade de dominar a energia interna mediante métodos psicossensoriais adequados.

— Estreita relação entre o psiquismo do homem e sua saúde física.

— Relação entre certos deslocamentos vertebrais e a evolução da consciência ao longo dos chakras.

— Aparecimento de ligeiras perturbações afetando certos sistemas determinados por ocasião da evolução dos chakras.

— Importância da consciência e da evolução da consciência no domínio da saúde conduzindo a uma conceituação holística, isto é, total da saúde e da prevenção das doenças.

— Importância dos métodos suaves, como a cromoterapia, na regulação das energias sutis, ainda desconhecidas pela ciência atual.

Bibliografia

Harish Johari: *Dawantarix* (Ram Press, Oakland).

Dr. Garde: *Yogathérapie* (Taraporevala, Bombaim).

Dr. Mac. Naughton: *Vibrations* (Rider, Londres).

R. -B. Amber: *Colour Therapy* (Firma, Calcutá).

Swami Satyananda: *Dynamics of Yoga* (Bihar School of Yoga).

Brugh Joy: *Joy's Way* (Tarcher, Los Angeles).

Hector Melin: *Le Secret des Couleurs* (1940, edição do autor, esgotada.)

John Ott: *Health and Light* (Devin Adair, Connecticut).

Lee Sannella: *Kundalini* (Dakin, San Francisco).

Nick Douglas Penny Slinger: *The Art of Ecstasy* (Destiny Books, Nova York).

Bhagwan Shree Rajneesh: *La Méditation Dynamique* (Editions Dangles).

Bhagwan Shree Rajneesh: *L'Eveil à la Conscience Cosmique* (Editions Dangles).

René-Lucien Rousseau: *Le Langage des Couleurs* (Editions Dangles).

Dr. Albert Leprince: *Couleurs et Métaux qui Guérissent* (esgotado).

Dr. Motoyama: *Science and Evolution of Consciousness* (Autumn Press, E.U.A.).

E os livros clássicos seguintes:
 Nei King – Shiva Samhita – Atharva Veda – Ayur-veda.

Leia também:

A CURA PELAS MÃOS

Richard Gordon

O equilíbrio da energia polarizada é reconhecido como um dos mais poderosos instrumentos na manutenção da saúde integral devido à sua simplicidade e eficácia. É sutil, fácil de ser aprendido e, assim mesmo, inacreditavelmente eficaz. A utilização das correntes naturais da força vital que fluem através de nossas mãos possibilita a liberação das correntes de energia que acompanham os sintomas das doenças e a restauração do equilíbrio e da saúde.

"*A Cura pelas Mãos* é a primeira publicação no gênero dirigida tanto aos leigos como aos profissionais que possuam as habilidades vitais necessárias ao sistema de cura naturalista e integral. Todos podem perceber os extraordinários benefícios dessas técnicas dinâmicas que, pela força de sua eficácia, vêm recebendo respeito tanto dos amadores quanto dos profissionais. Trata-se de uma obra amplamente recomendada pela Federação Internacional da Polaridade."

Alan Jay,
Diretor da International Polarity Foundation.

EDITORA PENSAMENTO

ACUPUNTURA SEM AGULHAS

Dr. Keith Kenyon

A acupuntura sem agulhas, ou acupressão, é uma forma de tratamento que está sendo cada vez mais divulgada pelas muitas vantagens que apresenta, como a possibilidade de seu uso no lar, a facilidade de repetição da terapia e a quase inexistência de riscos decorrentes de sua aplicação.

Método de grande utilidade nas doenças cuja natureza se presta a esse tipo de tratamento, a localização dos pontos de pressão, que tomam como base os pontos da acupuntura chinesa, não oferece nenhuma dificuldade.

Sua eficiência é comprovada não só quando se trata de aliviar tensões e dores musculares e de reabilitar músculos e membros afetados, mas, usada em conjunção com outros tratamentos, em muitos outros tipos de doença, tais como sinusite, distúrbios neurológicos, artrite, obesidade, insônia, ansiedade.

Contudo, o motivo maior para a ampla aceitação deste método prende-se à facilidade com que qualquer pessoa, mesmo sem precisar consultar o médico freqüentemente, aprende a reabilitar suas juntas e músculos, tendo em vista não só a prática de esportes como a manutenção da resistência e da elasticidade do tecido muscular, comprometido pelo tipo sedentário de vida a que muita gente tem de se submeter como decorrência de suas ocupações.

As ilustrações traduzem em imagens claras um texto extremamente simples, que faz deste livro um manual da mais ampla utilidade.

EDITORA PENSAMENTO